Carl Schirren · 100 Jahre Dermatologie in einer Familie

Carl Schirren

100 Jahre Dermatologie in einer Familie

– Vier Generationen Schirren –

1996

ISBN 3 88312 144 4

Copyright by Prof. Carl Schirren

Alle Rechte, auch des auszugsweisen Nachdrucks und der fotomechanischen Wiedergabe vorbehalten.

Gesamtherstellung: Schmidt & Klaunig, Kiel

Printed in Germany

Inhalt

1. **Vorwort** 5

2. **Die Familie** 7

3. **Lebensbilder** 12

   3.1. Carl Schirren 12
   3.2. Carl Georg Schirren 45
   3.3. Die Vertreter der III. Generation 100
   3.3.1 Carl Schirren (1922) 100
   3.3.2 Carl Georg Schirren (C.G.S. 2) 103
   3.3.3 Carl Hermann Schirren (C.H.S. 109
   3.3.4 Jul Michael Schirren (J.M.S.) 111
   3.4. Die Vertreter der IV. Generation 113
   3.4.1 Ulrike Schirren-Kamp 113
   3.4.2 Cornelia Immel, geb. Schirren 114
   3.4.3 Carl Georg Schirren (C.G.S. (3)) 114
   3.4.4 Hella Schirren geb. Herfs 115
   3.5. Die Frauen der Schirrens 115
   3.5.1 Louisa Schirren, geb. Meyer 116
   3.5.2 Annelise Schirren, geb. Reuter 119
   3.5.3 Anneliese Schirren, geb. Köhler 122
   3.5.4 Leonore Schirren, geb. Scharmer 122
   3.5.5 Karin Schirren, geb. Kayser 124
   3.5.6 Brigitte Schirren, geb. Schirren 125
   3.6 Stammbaum 125

4. **Können die Ergebnisse der medizinischen Forschung in freier Praxis zur Anwendung gelangen?** 126

   4.1. Strahlentherapie 128
   4.2. Allergologie 131
   4.3. Andrologie 132
   4.4. Phlebologie 133
   4.5. Medizinische Kosmetik 134
   4.6. Proktologie 134
   4.7. Prinzipien der Lokalbehandlung 134

5. **Anhang** 138

1. Vorwort

„100 Jahre Dermatologie in einer Familie" sind etwas Besonderes, weil es immer erneut das gleiche Fach ist, welches von der jeweils nächsten Generation gewählt wurde. Äußerer Anlaß für eine Beschäftigung mit diesem Thema war das 100jährige Jubiläum der Hautarztpraxis Schirren am Schloßgarten 13 im Jahre 1990. Während zunächst die Überlegung im Vordergrund stand, sich mit den Bedingungen der fachärztlichen Tätigkeit über drei Generationen zu beschäftigen und dabei den Gedanken in den Vordergrund zu stellen, inwieweit die Fortschritte der Medizin in einer ärztlichen Praxis umgesetzt werden können, trat später bei näherer Beschäftigung und gedanklicher Durchdringung die Überlegung auf, diese 100 Jahre stärker in den Rahmen der Familie einzubinden. Denn nur vor diesem Hintergrund wird die Berufswahl so vieler Familienmitglieder für den Beruf des Dermatologen verständlich. Ich habe daher den Lebensbildern der verschiedenen Familienmitglieder in vier Generationen ein besonderes Kapitel „Die Familie" vorgeschaltet. Daran schließt sich dann der jeweilige Lebensweg des Einzelnen an.

Das Buch will am Beispiel einer Familie zeigen, wie sich der Beruf des Hautarztes durch vier Generationen fortgesetzt hat. Dieser Beruf wurde zum bestimmenden Element. Einerseits durch das von den Nachkommen praktizierte Bewußtsein für Tradition und andererseits durch die Liebe zur Beschäftigung mit der Dermatologie. Darüber hinaus wird der Frage besondere Aufmerksamkeit gewidmet, in welcher Weise sich die Erkenntnisse der modernen Medizin im Rahmen einer dermatologischen Praxis umsetzen lassen und wie altbewährte Therapiemaßnahmen über mehrere Generationen und von den Nachfolgern praktiziert wurden.

Die große Zahl von Abbildungen ergibt sich aus dem Anspruch einer umfassenden Dokumentation gerade für die beiden ersten Generationen und dem Wunsche nach einem medizin-historisch einwandfreien Nachweis vieler Feststellungen und Ereignisse in Form von Kopien alter Dokumente und z. T. vergilbter Fotografien.

Wenn die Arbeit an diesem Buch längere Zeit in Anspruch nahm, als ich anfangs eingeplant hatte, so beruht das auf der Einschaltung von zum Teil längeren Pausen, die ich bewußt einfügte, um den Stoff sich setzen zu lassen und dem Erinnerungsvermögen die Möglichkeit zu geben, scheinbar verloren geglaubte Informationen wieder auftauchen zu lassen bzw. um die gedankliche Beschäftigung, neue Quellen aufzutun. Ich habe über die Idee des Konzeptes für diese Schrift viel und sehr intensiv mit meinem Vater in seinen letzten Lebensjahren gesprochen. Auch Teile des Manuskriptes kannte er, da ich sie ihm vorgelesen hatte. Er unterbrach mich dann gelegentlich, um mir zu erklären, daß die eine oder andere Aussage anders lauten müßte. Auf diese Weise hat er an der Gestaltung aktiv teilgenommen und mir manchen wertvollen Hinweis gegeben, gerade im Hinblick auf die berufliche Tätigkeit seines Vaters, des Praxisgründers.

Der unterschiedliche Umfang der einzelnen Kapitel im Abschnitt „Lebensbilder" ergibt sich daraus, daß die beiden Vertreter der I. und II. Generation sehr viel länger berufstätig waren, als es die Vertreter der III. und IV. Generation sein konnten. Das trifft auch für die aus dieser Zeit stammenden Dokumentationen zu, welche, soweit es die Praxis am Schloßgarten angeht, Grundlage für die Tätigkeit der späteren Generationen gewesen sind.

Mit besonderer Dankbarkeit erinnere ich mich der Gespräche mit Professor Charles Lichtenthaeler, weiland Ordinarius für Geschichte der Medizin an der Universität Hamburg, der mich immer wieder in dem Gedanken bestärkte, dieses Thema selbst zu bearbeiten. Dabei fiel mehrfach der Satz: „Nur Sie können darüber schreiben, denn nur Sie haben die notwendigen Kenntnisse".

Prof. Dr. med. J.H. Wolf, Direktor des Institutes für Geschichte der Medizin und Pharmazie an der Universität Kiel, danke ich für sein Interesse an den Problemen dieses Buches und für wertvolle Hinweise, sowie für die Möglichkeit, einen großen Teil der Reproduktionen in seinem Institutsfotolabor durchführen lassen zu können.

Frau Dr. med. Dagmar Sowa-De Haan fertigte die Innenaufnahmen der Praxis am Schloßgarten in ihrem jetzigen Zustand an. Dem Kieler Ärzteverein und seinem früheren Vorsitzenden Dr. Fischbach danke ich für die Einsichtnahme in die Sitzungs-Protokolle.

Herr Bernd Schipke, Fotograf der Univ.-Hautklinik Hamburg-Eppendorf besorgte den anderen Teil der Reproduktionen in gewohnter Qualität, was bei den z. T. recht alten Fotografien nicht ganz einfach war. Frau Karin Paulenz schrieb das Manuskript und trug so sehr wesentlich zum Gelingen dieses Buches bei.

Midlum/Föhr, im Winter 1995/1996　　　　　　　　　　　　　　　Carl Schirren

Aufstellung der verwendeten Abkürzungen für die Vertreter der vier Generationen

C.S. (1)	=	Carl Schirren (1861 bis 1921)
C.S. (2)	=	Carl G.Th. Schirren (1922) (Sohn von C.G.S.) (1)
C.G.S. (1)	=	Carl Georg Schirren (1892 bis 1989) (Sohn von C.S.) (1)
C.G.S. (2)	=	Carl Georg Schirren (1923 bis 1969) (Sohn von C.G.S.) (1)
C.H.S.	=	Carl Hermann Schirren (1939) (Sohn von C.G.S.) (1)
C.G.S. (3)	=	Carl Georg Schirren (1959) (Sohn von C.G.S.) (2)
J.M.S.	=	Jul Michael Schirren (1933) (Neffe 2. Grades von C.G.S.) (1)

2. Die Familie

Die Herkunft der im Baltikum ansässigen Familie Schirren ist nicht völlig geklärt. Der Großvater von C.S. (1) war Pastor an der St. Johannis-Kirche zu Riga gewesen, dessen Vater war Kaufmann und Ältester der kaufmännischen Gilde in Riga. Auf welchem Wege die Familie in das Baltikum gekommen ist, bleibt gegenwärtig noch unklar. Der Name Schirren findet sich allerdings in den Akten der Stadt Hildesheim bis zum 30jährigen Kriege, danach dann nicht mehr. Es besteht daher die Möglichkeit, daß Namensträger nach dem Kriegsende 1648 nach Osten gezogen sind, zumal in Mitteleuropa durch den Krieg und seine Folgen schwere Verwüstungen bestanden.

Herausragende Persönlichkeit der Familie Schirren ist der Historiker Prof. Dr. Carl Schirren (1826 bis 1910), der durch die Publikation seiner „Livländischen Antwort gegen Herrn Juri Samarin" im Jahre 1869 für die Baltendeutschen ein Nationalheros wurde, der auch in der Gegenwart eine tiefe Verehrung genießt*). Er wurde zum Symbol des Kampfes gegen die im vorigen Jahrhundert überall zutage tretenden Bemühungen einer Russifizierung auch der baltischen Ostseeprovinzen. Diese Streitschrift konnte nur deshalb erscheinen, weil der Autor zugleich Zensor war und damit die Entscheidungsbefugnis für den Druck aller Schriften innehatte. Er mußte die Heimat verlassen. Allerdings kam er noch einmal zu einem Empfang in Riga zurück, was allgemein mit Verwunderung zur Kenntnis genommen wurde. Auf die Frage, aus welchen Gründen er noch nicht abgereist sei, antwortete

---
*) Carl Georg Schirren: Erinnerungen an meinen Großvater Carl Schirren. In: Jahrbuch des baltischen Deutschtums 1960.

er, daß er seinen Schirm vergessen habe. Die Livländische Ritterschaft setzte dem plötzlich Mittellosen ein Stipendium aus, welches es ihm ermöglichte, seine archivalischen Studien in Deutschland, Dänemark und in Schweden fortzusetzen. 1874 wurde er auf den Lehrstuhl für Geschichte an die Universität Kiel berufen. Vorherige Berufungen, zum Beispiel nach Breslau beziehungsweise nach Königsberg wurden bereits im Vorfeld durch die russische Regierung bei Bismarck mit der Bemerkung in Frage gestellt, man wolle auf keinen Fall Schirren in der Nähe der deutsch-russischen Grenze. Das waren die Folgen der Livländischen Antwort. An seinem neuen Wirkungsort in Kiel trug er mit kleineren Arbeiten zur Geschichte Schleswig-Holsteins bei und trat im übrigen als begnadeter Redner hervor. So fand seine Rektoratsrede über Macchiavelli besondere Beachtung wie auch seine Reden zur preußischen Geschichte und zu den Hohenzollern.

Seine markante Persönlichkeit wirkte auf das Leben der Familie im großen wie im kleinen. C.G.S (1960) hat darüber ausführlich berichtet. In Erinnerung an diesen großen Ahnen erhielten in der Folge die männlichen Namensträger zusätzlich den Vornamen „Carl".

Eine andere Persönlichkeit der Familiengeschichte ist Dr. Bernhard Meyer (1767 bis 1836), der Ur-Ur-Großvater mütterlicherseits von C.G.S. (1) Er stammte aus einer angesehenen Arztfamilie, war selbst Arzt, Chirurg und Zahnarzt und besaß außerdem die „Schwanen-Apotheke" in Offenbach am Main. C.G.S. (1) hat zeitlebens die Auffassung vertreten, daß dieser Vorfahre für ihn selbst und damit auch für seine Nachkommen wesentliche Impulse für die Liebe zum ärztlichen Beruf in die Familie Schirren gebracht hat. Die Arzt-Tradition kommt danach durch ihn über seine Ur-Enkelin Louisa Meyer in die Familie, in welcher bis dahin vor allem Pastoren und Kaufleute, sowie „der Historiker" vertreten waren. Bernhard Meyer war ein begeisterter Botaniker und Ornithologe und gehörte zu den 32 Stiftungsmitgliedern der Senckenbergischen naturforschenden Gesellschaft zu Frankfurt/Main im Jahre 1817. Seine Forschungen waren weltberühmt und führten national und international dazu, daß er korrespondierendes, ordentliches und Ehrenmitglied zahlreicher wissenschaftlicher Gesellschaften von Schweden bis Halle und von Frankreich bis Polen wurde. Seine einzigartige Sammlung europäischer Vögel mit Nestern und Eiern vermachte er der Senckenbergischen Stiftung. Im Jahre 1830 unternahm er eine Reise mit der Postkutsche nach Norddeutschland, worüber er in seinen „Reiseskizzen" ausführlich und anschaulich berichtet hat; dabei ging er auch auf Land und Leute in Hamburg und Schleswig-Holstein ein*).

Von Bernhard Meyer ist ein sogenanntes Stammbuch erhalten, das sich jetzt im Besitz des Städtischen Heimatmuseums in Offenbach am Main befindet. Hier finden sich Eintragungen von Kommilitonen aus der Studentenzeit sowie von Persönlichkeiten, denen er begegnete. Wir finden unter

---

*) Hofrat Dr. Bernh. Meyer: Reiseskizzen. Frankfurt am Main: Druck und Verlag von Johann David Sauerländer 1831.

anderem Heinrich Jung-Stilling, G. Hölty, Alexander von Humboldt, Eduard Rüppell, J.C.W. Hufeland, J.C. Lavater, die Grafen Stolberg und Ernst Ludwig Heim. Zu seinen Ehren nannte Eduard Rüppell einen von ihm entdeckten abessinischen Papagei „Psittacus Meyeri".

Die Familie hat stets in der Tradition gelebt und dieses Bewußtsein von der älteren an die jeweils jüngere Generation weitergegeben. Das wurde unter anderem dadurch praktiziert, daß man sich zu besonderen Geburtstagen bzw. den Todestagen der vorherigen Generationen im Hause Schloßgarten 13 traf, gemeinsam den Friedhof Eichhof besuchte und auf diese Weise die dritte Generation an der Traditionspflege teilnehmen ließ. Tradition bedeutete: Überlieferung der durch Herkommen geheiligten Grundsätze sowie der sittlichen und praktischen Verhaltensweisen der Familie. Tradition bedeutet aber auch einen Lernprozeß. Tradition ist aber auch eine besondere Gnade. Das zu erkennen, bedarf es einer intensiven Beschäftigung. Tradition kann nur dann leben, wenn die nachfolgende Generation in den Prozeß der Überlieferung einbezogen, eingewiesen und eingespannt wird. Das bedeutet allerdings: Die junge Generation muß sich an dem orientieren können, was Väter und Vorväter lebten. Diese Voraussetzungen haben sich in den letzten 100 Jahren doch sehr gewandelt. Vor der Jahrhundertwende praktizierte C.S. (1) im Hause Schloßgarten 13 *und* er wohnte im gleichen Hause. Das bedeutete, Frau und Kinder nahmen unmittelbar an der Arbeit des Mannes und Vaters teil. Sie erlebten sein ärztliches Wirken, lebten unter Druck, „während der Sprechzeiten leise zu sein", um die berufliche Sphäre nicht zu stören und lernten auf diese Weise frühzeitig, daß in den Gesprächen der Älteren *niemals* Namen genannt wurden – – eine Vorsichtsmaßnahme, welche die gerade für den Dermato-Venerologen notwendige Diskretion wahren sollte. Die dritte Generation, Urenkel des Gründers, können von diesen Dingen nichts mehr erfahren, da sie zum einen nicht mehr in Kiel leben, ihre Väter haben zum Teil andere Berufe; wenn dieselben jedoch in der gleichen beruflichen Sphäre tätig sind, dann ist auch bei ihnen eine Trennung von privater und beruflicher Sphäre vollzogen. Insofern ergeben sich hinsichtlich der Überlieferung von Grundsätzen und Verhaltensweisen erhebliche Schwierigkeiten. Für die dritte Generation galt noch, daß das Wort des Vaters unabänderlich war. Das war für die vierte Generation in dieser Form nicht mehr zutreffend, da sie nur das noch anerkennen konnte, was sie selbst als richtig angesehen hatte.

Es liegt nahe, auch aus Gründen der räumlichen Nähe zwischen Universitätskliniken und Praxis Schirren am Schloßgarten, Beziehungen zueinander zu untersuchen, da sich aus den Unterlagen und den mündlichen Berichten (C.G.S.) (1) einige Gesichtspunkte ergeben, welche von allgemeinem Interesse sein dürften. Für den Praxisgründer ergaben sich keinerlei Probleme, da er an der chirurgischen Klinik unter Friedrich von Esmarch Assistent gewesen war und die Professoren der anderen Kliniken fast vollständig persönlich kannte. So war er darüber hinaus mit dem Internisten Bartels, welcher eine Enkelin von Bernhard Meyer geheiratet hatte (Großvater der Ehefrau des Gründers), durch familiäre Bande verbunden; Bartels war außerdem Ehrengast auf der Taufe von C.G.S. (1) Schwierigkeiten traten allerdings auf, als Heinrich Irenäus Quincke C.S. (1) den Wunsch nach Habilitation mit dem Hinweis verwehrte: „Das ist nur etwas für meine Assistenten, aber nicht für Externe". Beide waren darüber hinaus in der medizinischen Gesellschaft Kiel bei der „Demonstration eines neuen Falles von Quincke-Ödem" anläßlich der nachfolgenden Diskussion aneinander geraten, da C.S. (1) die Richtigkeit der von Quincke gestellten Diagnose bestritt und aufgrund der charakteristischen Kreisstruktur der ödematösen Veränderungen die Diagnose von Artefakten stellte. Quincke ist in einer späteren Sitzung auf diese Kontroverse eingegangen und hat erklärt, er habe sich mit seinem Oberarzt nachts im Krankensaal aufgehalten und das Bett des betreffenden Patienten beobachtet. Nach einiger Zeit sei derselbe aufgestanden, zu dem in der Mitte des Saales gelegenen Verbandstisch gegangen, um sich einen Watteträger zu nehmen und diesen in eine Flasche mit Phenol. liquef. zu tauchen. Der so beschickte Watteträger diente dann dazu, um sich auf der Haut kreisförmige Effloreszenzen beizubringen, die in der Folge am kommenden Morgen urtikariell angeschwollen waren und Quincke zur Diagnose eines Quincke'schen Ödems veranlaßten. Quincke hat ausdrücklich betont, daß die Diagnose des Kollegen Schirren richtig gewesen sei. Das änderte jedoch nichts daran, daß C.S. (1) fortan die Sitzungen der Medizinischen Gesellschaft nicht mehr besuchte und sich anderen Interessen zuwandte.

Hinsichtlich der Beziehungen zwischen dem Fachvertreter Dermatologie an der Universität und den Praxisinhabern bestand ihm gegenüber jahrzehntelang ein gespanntes Verhältnis. Das beruhte auf der Ablehnung der Habilitation durch Quincke. Zum anderen hatte Klingmüller CGS (1) die Weiterbildung an seinem Hause abgelehnt. So hatte der Praxisgründer seine freien Valenzen, die er neben der Praxistätigkeit, mit seinen künstlerischen Interessen besetzen konnte (siehe Seite 39 ff.). Er hat in der Folge auch keinen Dermatologenkongreß mehr besucht.

Nach dem Tode des Praxisgründers im Jahre 1921 hatte der Sohn (C.G.S.) seine dermatologische Ausbildung noch nicht vollständig abgeschlossen, um die Praxis übernehmen zu können. Er ließ daher durch den mit ihm befreundeten Oberarzt Dr. Brock bei dem damaligen Direktor der Universitätshautklinik, Professor Klingmüller, anfragen, ob er wohl den Rest seiner Zeit an der Kieler Hautklinik absolvieren könnte. Das wurde jedoch mit dem Hinweis abgelehnt, er wäre dann ja auch später eine Konkurrenz unmittelbar vor der Haustür.

Mit der Übernahme des Lehrstuhls durch J. Vonkennel änderte sich das Verhältnis zur Hautklinik schlagartig, da sich ein guter menschlicher Kontakt zwischen C.G.S. (1) und Vonkennel entwickelte, der unter anderem auch dazu führte, daß C.G.S. (1) seine Patienten (Privatpatienten und Kassenpatienten) für einen jeweils ein- bzw. zweiwöchigen Urlaub bzw. eine militärische Übung auf der Insel Borkum an Vonkennel verweisen konnte, von welchem er sie dann auch wieder zurück erhielt.

Für den Vertreter der zweiten Generation (C.G.S.(1)) bestanden zu den meisten Professoren persönliche Beziehungen sowohl durch sein Studium an der Universität Kiel als auch durch dienstliche Kontakte aufgrund seiner Tätigkeit im Vorstande des Kieler Ärztevereins und der Ärztekammer. Man traf sich bei den verschiedensten offiziellen und gesellschaftlichen Anlässen und begegnete einander mit Achtung und Respekt (C.G.S. (1)).

In den Jahren nach der Rückkehr aus dem II. Weltkrieg war für C.G.S. (1) durch die täglichen Fahrten zwischen Kiel und Preetz, wohin die Familie infolge Zerstörung des Wohnhauses in Kiel im Niemannsweg verschlagen war, zur beruflichen Tätigkeit am Schloßgarten und die Notwendigkeit des Wiederaufbaues keine weitere Möglichkeit einer beruflichen bzw. standespolitischen Tätigkeit gegeben. Nach dem Fortgang Vonkennels nach Leipzig hat sich das Verhältnis von der Praxis zur Hautklinik nicht etwa auf dem vorherigen Stand gehalten, sondern war auch weiterhin von Spannungen besetzt. Albin Proppe machte den Spannungen dadurch ein Ende, daß er von seinen Mitarbeitern Widmungsarbeiten zum 75. Geburtstag des Seniors ausarbeiten ließ und im Kreise derselben – nach vorheriger Anmeldung – am Geburtstage einen Besuch machte und die Widmungsarbeiten überreichte. In einer kurzen Grußadresse brachte er zum Ausdruck, daß auch ihn diese Spannungen belasten würden und daß es jetzt an der Zeit sei, dieselben abzubauen... Eine noble Geste, welche der Jubilar in seiner Antwort sehr zu würdigen wußte.

Die beiden Vertreter der dritten Generation hatten ebenfalls an der Universität Kiel studiert und waren dort zum Beispiel durch ihre Tätigkeit (J.M.S.) als Oberarzt an der Hautklinik hinreichend bekannt.

3. Lebensbilder

3.1 Dr. Carl Schirren (1861 bis 1921)

Der Praxisgründer (C.S. (1)) wurde am 11.10.1861 in Dorpat/Estland als fünftes von sieben Kindern des Ordinarius für Geographie Prof. Dr. phil. Carl Schirren (1826 bis 1910) und seiner Ehefrau Antonie, Johanna, Auguste geborene Müller (1826 bis 1912) geboren.

Im Alter von acht Jahren verließ er mit der Familie die Heimat. In der Folgezeit mußte er – bedingt durch den häufigen Wohnungswechsel infolge der Stellungslosigkeit des Vaters – mehrfach die Schule wechseln (Dorpat, Halle, Dresden, Kiel), was dazu führte, daß er mehrere Klassen wiederholen mußte. In der Kieler Gelehrtenschule, die er von 1874 bis 1883 besuchte, war er im Rahmen der Schülerorganisation Redakteur der Schülerzeitung „Beelzebub". Nachdem er die Reife als Einjähriger erreicht hatte, wollte er die Schule verlassen, um Apotheker zu werden. Er hatte keine Lust mehr. Sein Vater verlangte jedoch, daß er das Gymnasium mit dem Abitur beenden müßte; folglich blieb ihm nichts anderes übrig, als noch weitere drei Jahre die Schulbank zu drücken. In seiner Klasse war er der Älteste. Mit ihm saßen in dieser Klasse der drei Jahre jüngere Carl Rüdel, der spätere Hof-Apotheker, und der vier Jahre jüngere Andreas Reuter, ein Bruder des späteren Schwiegervaters von C.G.S., Theodor Reuter. Anschließend an das Abitur machte er sein halbes Einjähriges Jahr bei der 10. Kompanie des Infanterieregimentes Herzog von Holstein (Holsteinisches) Nr. 85 in Kiel. Der berufliche Werdegang war damals unklar. Sein Vater schreibt darüber am 4.11.1874 „Carl wird gleichfalls entweder See- oder Landsoldat werden. Doch hat es mit ihm noch eine Weile und seine Vorsätze werden anders als bei Julius (der ältere Bruder) meist ebenso schnell wieder abgestellt wie aufgenommen. Vorläufig steckt er noch mitten unter dem Eindruck einer in der letzten Zeit in Dresden geschlossenen Kadettenfreundschaft."

Er begann dann an der Christian-Albrechts-Universität zu Kiel das Medizinstudium, das er vom Sommersemester 1885 bis Sommersemester 1886 für den Besuch der Universität Freiburg unterbrach. Aus den Unterlagen geht hervor, daß er im Jahre 1886 am 1. und 8. März, am 2. April, 2. Mai, 10. Mai und am 10. Juli jeweils 140,– Reichsmark, am 28. Juli noch einmal 100,– Reichsmark erhielt; zum Ende seiner Freiburger Zeit schreibt ihm sein Vater von dem „Rücktritt in die knappe Zeit, der Du nun entgegengehst", womit die Rückkehr ins Elternhaus gemeint war.

„Mein lieber Sohn, Zeugnis und Brief sind in meine Hände gekommen und geben mir Anlaß zu einigen Worten. Ich verdenke es Dir durchaus nicht, daß Du auf das Mißverständnis reagierst und Dein Gefühl reden läßt. Zur Abwendung tieferer Mißverständnisse habe ich nur dreierlei zu bemerken: 1.) Die hohen Anforderungen, welche ich an euch stelle, werden ausgeglichen durch die Bereitwilligkeit, schon ein bescheidenes Maß von Leistungen

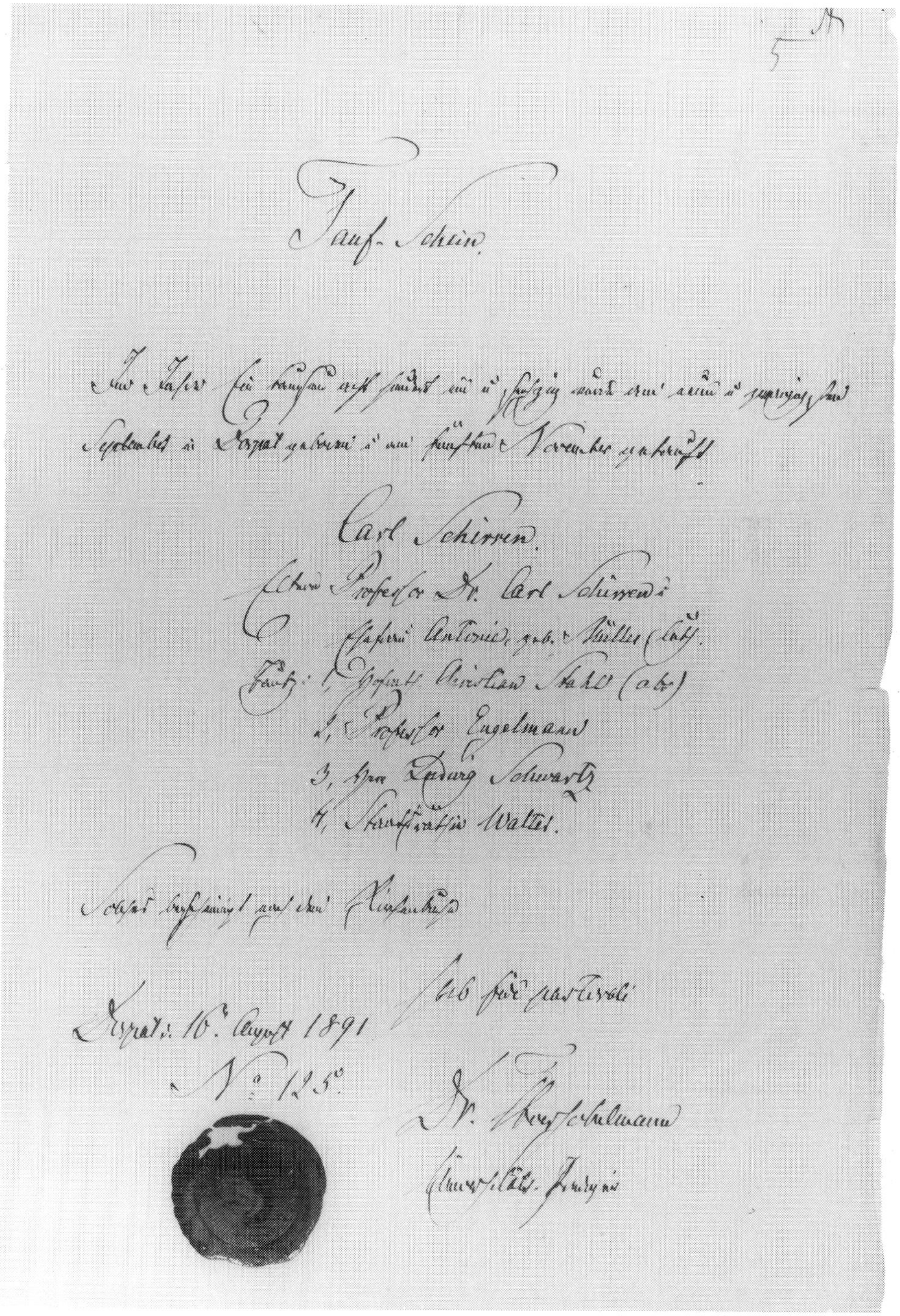

Abb. 1: Dieser Taufschein wurde im Jahre 1891 ausgestellt, da C.S. (1) den Nachweis der Geburt und Taufe offensichtlich für die Heirat benötigte. Bei der Ausreise aus dem Baltikum im Jahre 1869 war diese Unterlage offenbar verloren gegangen.

Leseschrift:

Taufschein für C.S. (1)

„Tauf-Schein

Im Jahre Achttausendeinhundert und sechzig wurde am 29. September in Dorpat geboren und am 5. November getauft

Carl Schirren

Eltern Professor Dr. Carl Schirren und Ehefrau Antonie geborene Müller (luth.)

Paten: 1. Hofrat Christian Stahl (abs.)
2. Professor Engelmann
3. Herr Ludwig Schwartz
4. Staatsräthin Walter

Solches bescheinigt nach dem Kirchenbuche.

Sub fide pastorale

Dorpat 10. August 1891 Dr. Hörschelmann
Nr. 125 Universitäts-Prediger

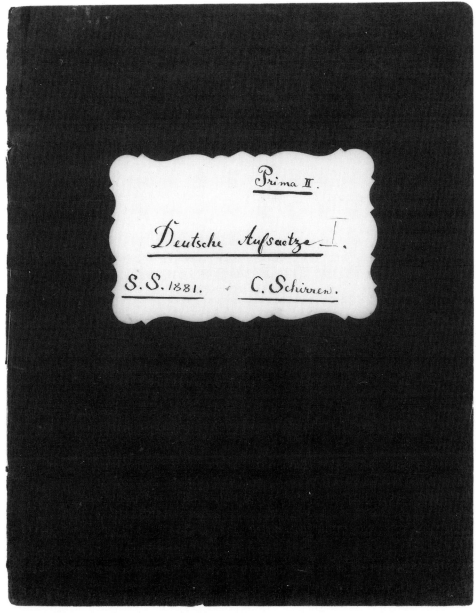

Abb. 2: Deutsche Aufsätze I. S.S. 1881. Prima II. von C. Schirren

anzuerkennen und für ein höheres im Herzen zufrieden und dankbar zu sein und gelegentlich auch zu zeigen. 2.) Daß ich Dir nicht mehr Geld schicken werde, als ich schicken *kann*, liegt auf der Hand. Allein Du wärest im größten Irrtum, wenn Du in der Meinung nach Freiburg gegangen bist,

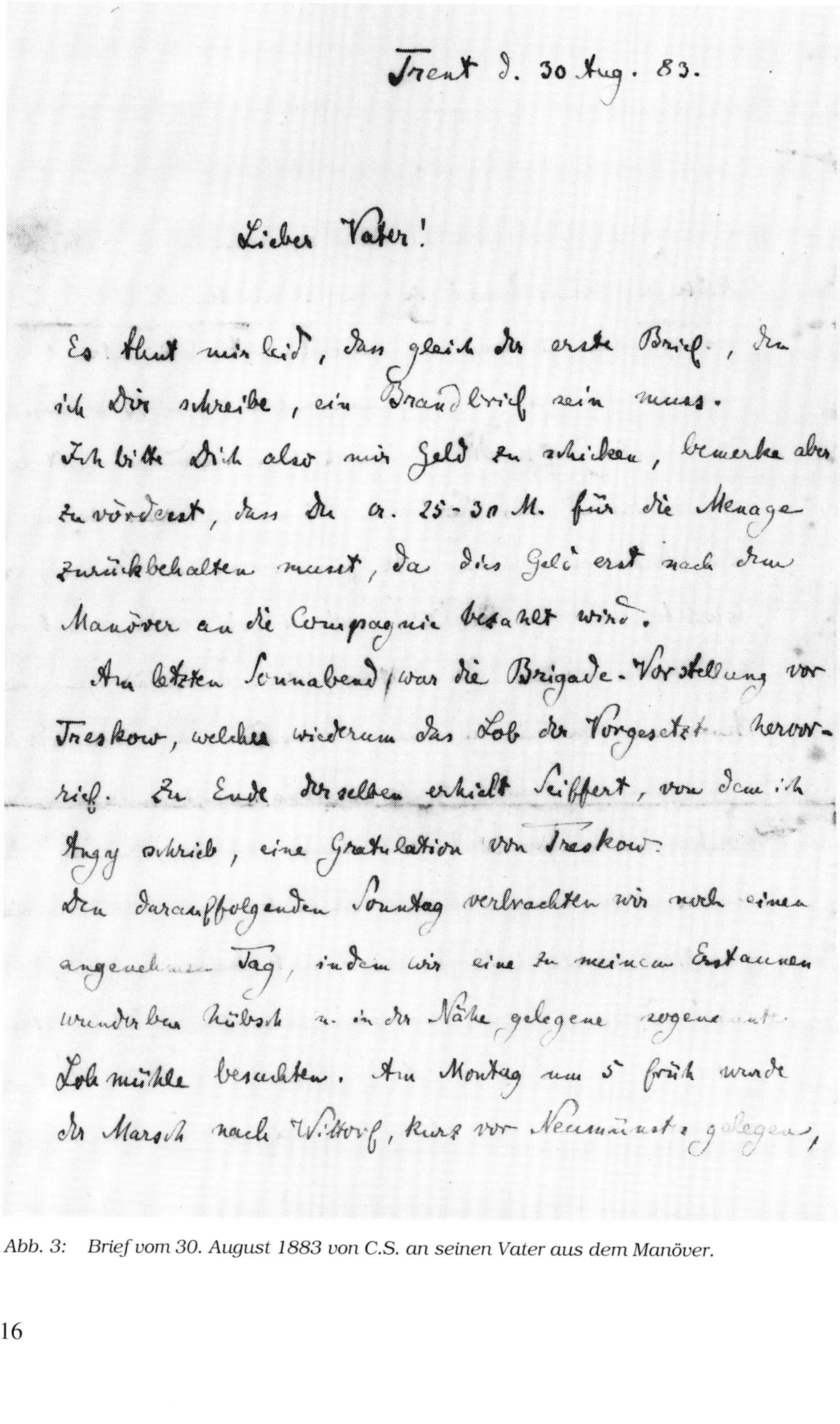

Trent d. 30 Aug. 83.

Lieber Vater!

Es thut mir leid, dass gleich der erste Brief, den ich Dir schreibe, ein Brandbrief sein muss. Ich bitte Dich also mir Geld zu schicken, bemerke aber zuvörderst, dass Du ca. 25-30 M. für die Menage zurückbehalten musst, da dies Geld erst nach dem Manöver an die Compagnie bezahlt wird.

Am letzten Sonnabend war die Brigade-Vorstellung vor Treskow, welche wiederum das Lob der Vorgesetzten hervorrief. Zu Ende derselben erhielt Seiffert, von dem ich Angy schrieb, eine Gratulation von Treskow.

Den darauffolgenden Sonntag verbrachten wir noch einen angenehmen Tag, indem wir eine zu meinem Erstaunen wunderbar hübsch u. in der Nähe gelegene sogenannte Lohmühle besuchten. Am Montag um 5ᵘʰ früh wurde der Marsch nach Wittorf, kurz vor Neumünster gelegen,

Abb. 3: Brief vom 30. August 1883 von C.S. an seinen Vater aus dem Manöver.

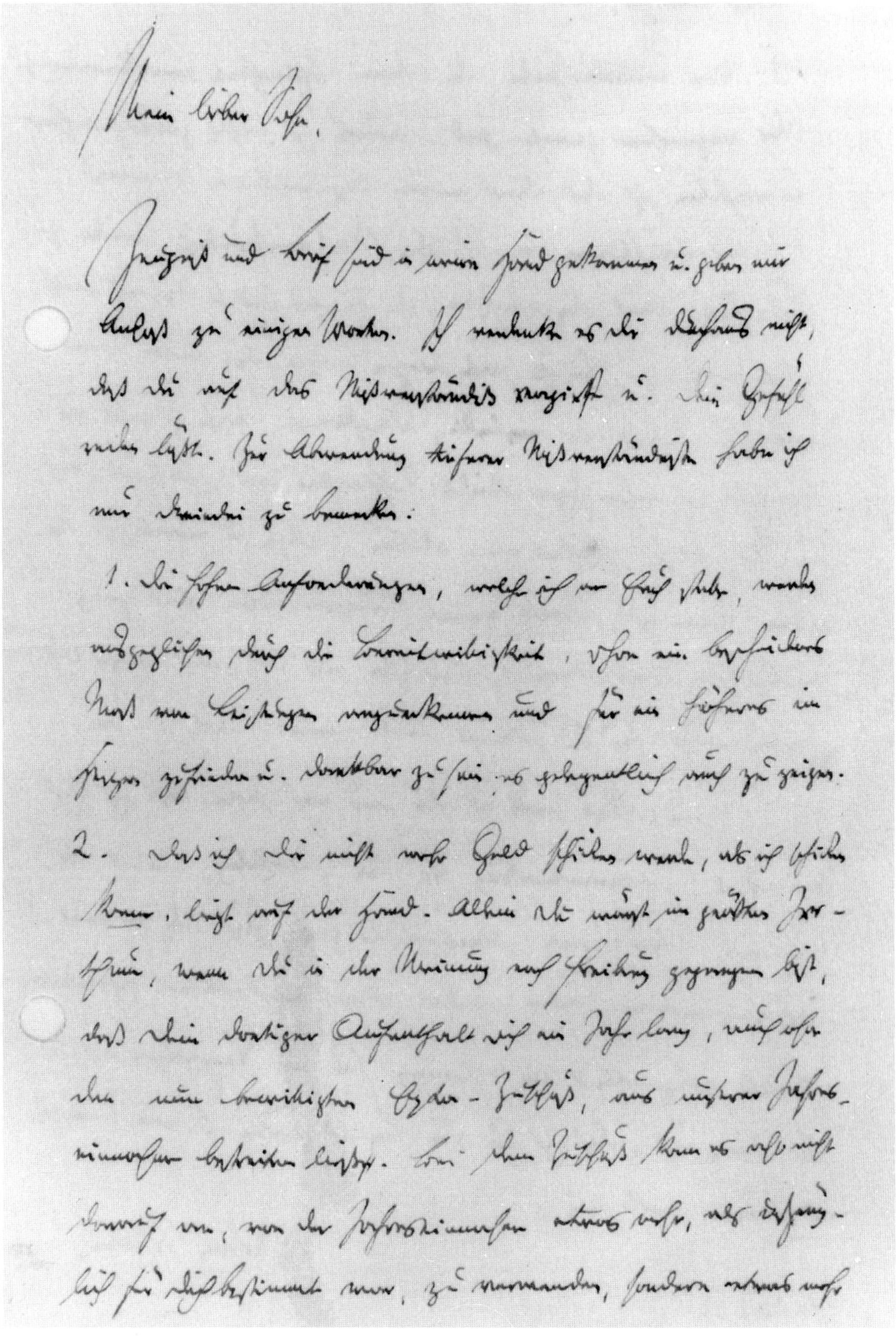

Abb. 4: *Briefe des Vaters von C.S. vom 9. Dezember 1885*

daß Dein dortiger Aufenthalt sich ein Jahr lang, auch ohne den nun berichtigten Extra-Zuschuß aus unserer Jahreseinnahme bestreiten ließe". Es läßt sich daraus entnehmen, auch wenn der ursprüngliche Brief des Sohnes CS (1) nicht vorhanden ist –, daß die finanziellen Ansprüche des Studenten höherlagen, als sie von seinem Vater befriedigt werden konnten. Darüber-

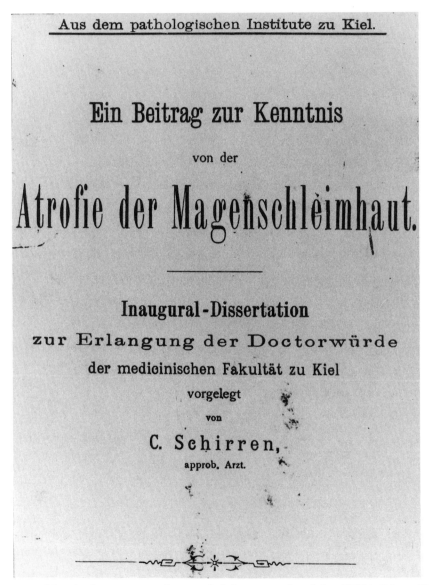

Abb. 5: Titelblatt der Dissertationsarbeit von C. Schirren aus dem Jahre 1888 (mit freundlicher Genehmigung des Institutes für Geschichte der Medizin und Pharmazie der Universität Kiel). Die Arbeit ist erschienen im Druck von Schmidt und Klaunig 1888.

hinaus war Sparsamkeit im Hause Schirren auch in den folgenden Generationen groß geschrieben.

1888 bestand er das medizinische Staatsexamen und leistete anschließend das zweite Halbjahr seines Einjährigen als Arzt bei den 85. in Kiel ab.

Seine Dissertation fertigte er 1888 über das Thema „Ein Beitrag zur Kenntnis von der Atrofie der Magenschleimhaut" unter Prof. Heller (Pathologie) an und promovierte mit ihr zum Dr. med.; in dieser Arbeit ging es um die Frage, unter welchen Bedingungen eine Atrophie der Magenschleimhaut im Sek-

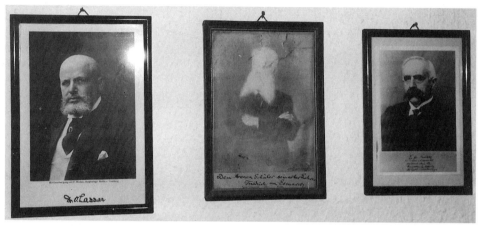

Abb. 6:   Fotografie von drei Lehrern von C.S. (1) links Prof. Oskar Lassar. In der Mitte Friedrich von Esmarch. Unten findet sich handschriftlich von Esmarch eingetragen „Dem treuen Schüler. Sein alter Lehrer. Friedrich von Esmarch". Rechts Prof. Dr. A. Buschke, bei dem C.S. ebenfalls seine Ausbildung in Berlin erfuhr. Unter der Abbildung handschriftlich von Buschke eingetragen: „Dr. A. Buschke, A.O. Professor der Universität. Dirigierender Arzt der Dermatologischen Abteilung des Rudolf-Virchow-Krankenhauses."

tionsgut festzustellen ist. Hierzu wurde eine kritische Durchsicht der Literatur vorgenommen; anhand von eigenen Beobachtungen aus dem Institut wurde festgestellt, daß die Ursachen mannigfaltig sein können.

Die ärztliche Ausbildung begann er am 1.10.1889 an der Chirurgischen Universitätsklinik unter Friedrich von Esmarch (1823 bis 1908), zu dem er ein besonders herzliches Verhältnis entwickelte. So erhielt er bei seinem Ausscheiden aus der Klinik von Esmarch ein Foto des von Franz von Lenbach gemalten Ölgemäldes mit der Widmung „Dem treuen Schüler sein alter Lehrer". Zum 80. Geburtstage Esmarchs übernahm er die gesamte Organisation der in großem Rahmen erfolgten Festveranstaltung.

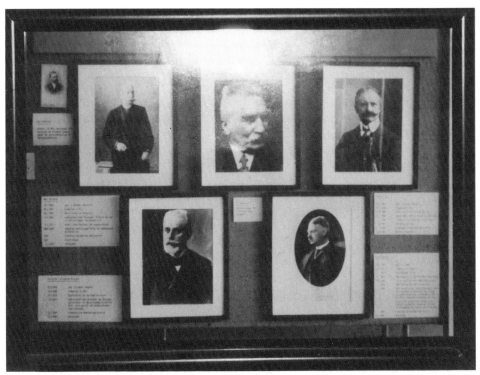

Abb. 7: Auf dieser Abbildung sind die Schüler Friedrich von Esmarchs aufgeführt. Erste Reihe von links Carl Schirren, geboren 1861. Verstorben 1921. Assistent von Prof. Esmarch, später der erste Dermatologe in Schleswig-Holstein. Karl Voelkers, geboren 28.3.1836 in Lensahn/Holstein. 1861 Promotion in Kiel, 1862 Habilitation für Chirurgie. 1866 A.O. Professor, Direktor der neu errichteten Augen- und Ohrenklinik. 1873 Ordentlicher Professor für Augenheilkunde. 1887 bis 1909 ständiger Verwaltungsdirektor der Akademischen Heilanstalten. 1892 Ernennung zum Geheimen Medizinalrat, 1907 Emiritierung, 1914 verstorben. Ernst Kowalzig. Mitherausgeber der „Chirurgischen Technik". August Bier, geboren 1861 in Helsen bei Arolsen. Promotion in Kiel. 1989 Habilitation für Chirurgie. A.O. Professor für Chirurgie, Ordinarius für Chirurgie in Greifswald, Berufung nach Bonn. Geheimer Medizinalrat. Berufung nach Berlin.

Zweite Reihe von links Christian-Friedrich Petersen. Geboren 1945 in Esmark/Angeln. 1868 Promotion, 1870 Habilitation für Chirurgie, 1874 A.O. Professor für Chirurgie und Direktor der Chirurgischen Poliklinik Kiel, diese war mit dem Anschar-Haus verbunden. 1906 Geheimer Medizinalrat. 1908 verstorben. Gustav Neuber. Geboren 1850 in Tondern. Promotion 1875 in Gießen, Staatsexamen in Kiel. 1875 Oberstabsarzt im türkisch-serbischen Krieg. 1876 bis 1884 erster Assistent der Esmarch'schen Klinik. 1878 Habilitation für das Fach Chirurgie. 1884 Zerwürfnis mit Esmarch und Gründung einer chirurgischen Privatklinik (das jetzige Elisabeth-Krankenhaus am Königsweg in Kiel). Diese Klinik bekam Weltbedeutung, weil das Prinzip der Keimfreiheit erstmals vollständig durchgeführt wurde. Pionier und Vorkämpfer von Asepsis und Antisepsis. 1890 Geheimer Medizinalrat, 1932 verstorben.

Der Praxisgründer hatte ursprünglich Chirurg werden wollen. Er bewarb sich dementsprechend als Assistent an der Chirurgischen Universitätsklinik bei Professor F. von Esmarch und wurde zum 01.10.1889 eingestellt.

Mit ihm waren A. Bier*), M. Nonne**) und Ernst Kowalzig Assistenten dieser Klinik, mit denen er zeit seines Lebens befreundet bleiben sollte. Bereits in den ersten Wochen der chirurgischen Tätigkeit zeigte sich bei C.S. (1) ein Ekzem an den Händen, das sich jeweils nach Desinfektion der Hände vor Operation mit Sublimat verschlimmerte und die operative Tätigkeit unmöglich machte. Er war daher gezwungen, diese Tätigkeit aufzugeben und wandte sich nun der Dermatologie zu, welche er bei Professor Oscar Lassar (1849 bis 1907) aufnahm. An der gleichen Klinik erfuhr 31 Jahre später auch sein Sohn C.G.S. (1) einen Teil seiner dermatologischen Fachausbildung.

Es ist nicht überliefert, aus welchen Gründen er die Dermatologie wählte und deswegen nach Berlin ging. Im Nachhinein kann man aber wohl vermuten, daß er auf jeden Fall ein nichtoperatives Fach wählen mußte und sich aufgrund seiner damals bereits sehr ausgeprägten Beobachtungsgabe für die Dermatologie entschied, da hier auf jeden Fall der Kontakt mit Sublimat ausgeschaltet war.

Die Ausbildungszeit betrug damals ein Jahr; so konnte er sich zum 1.10.1890 als erster Hautarzt in Schleswig-Holstein in freier Praxis niederlassen; Kiel hatte damals 51.000 Einwohner mit 98 Ärzten, wovon 36 in der Praxis niedergelassen waren. Aus der Zeit bei Lassar stammt eine Publikation von ihm über das Aristol (ein Thymoljodid), welches in der Psoriasis-Therapie eingesetzt wurde. In dieser Arbeit setzte er sich kritisch mit der Arzneimittelprüfung auseinander und hat zum Beispiel seine eigene Studie unterbrochen, als er davon Kenntnis erhielt, daß an anderer „kompetenter" Stelle ebenfalls eine entsprechende Prüfung vorgenommen wurde. Er wollte deren Ergebnis dann in seiner eigenen Arbeit auswerten, ein Zeichen dafür, daß man bereits vor mehr als 100 Jahren derartige Prüfungen kritisch vornahm. Hierzu wurden die an anderer Stelle mitgeteilten Erfahrungen in die eigenen Überlegungen einbezogen und die eigene Versuchsanordnung entsprechend ausgerichtet. Ausdrücklich stellt er fest, daß eine breitgestreute Prüfung bei verschiedenen Krankheitsbildern mit dem gleichen Medikament nicht angebracht sei; vielmehr wird dem gezielten Einsatz des zu prüfenden Medikamentes ausschließlich bei einer Erkrankung, nämlich der Schuppenflechte, der Vorzug gegeben. Darüber hinaus ist bemerkenswert, daß man bereits im Jahre 1890 das bis heute noch gebräuchliche Chrysarobin

---

*) Bier hatte nach dem II. Weltkriege für einen Enkel von C.S. (1) mit der Bitte um Zulassung zu einem Studienplatz an der Universität Hamburg ein Empfehlungsschreiben gegeben. Er verkehrte außerdem häufiger im Hause von C.S.

**) Anläßlich eines Besuches von Professor Nonne in der Hamburger Universitäts-Hautklinik im Jahre 1953 erinnerte sich dieser noch seines früheren Kon-Assistenten, als er den Namen Schirren hörte und fragte den ihn begleitenden Stationsarzt (der spätere Professor Carl Schirren), wie er mit seinem alten Freunde Schirren aus Kiel verwandt sei, mit welchem er bei Esmarch Assistent gewesen wäre; hieran schloß sich ein längeres Gespräch über Kiel und Esmarch an.

mit seinen Nebenerscheinungen und die Pyrogallus-Säure durch ein Mittel „ohne störende und schädliche Nebenwirkungen" bei gleicher Wirkung zu ersetzen hoffte.

Am 26.12.1891 heiratete er Louisa Meyer (1872 bis 1942), eine Ur-Enkelin von Bernhard Meyer. In die Anfangszeit ihrer Ehe fiel die Cholera-Epidemie

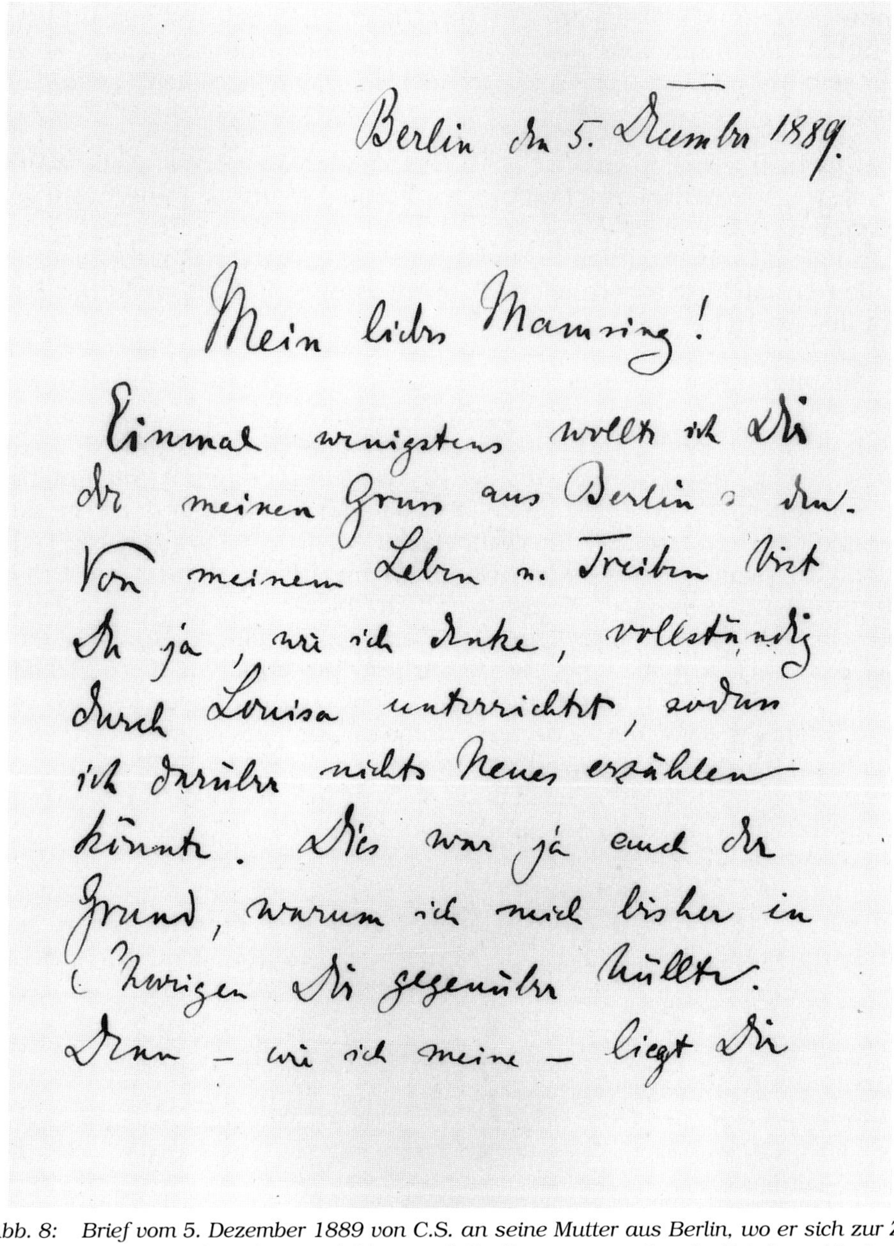

> Berlin den 5. December 1889.
>
> Mein lieber Mannring!
>
> Einmal wenigstens wollte ich Dir Dir meinen Gruß aus Berlin senden. Von meinem Leben u. Treiben bist Du ja, wie ich denke, vollständig durch Louisa unterrichtet, sodass ich darüber nichts Neues erzählen könnte. Dies war ja auch der Grund, warum ich mich bisher in [?]horigen Dir gegenüber [?]. Denn — wie ich meine — liegt Dir

Abb. 8: Brief vom 5. Dezember 1889 von C.S. an seine Mutter aus Berlin, wo er sich zur Zeit zur dermatologischen Ausbildung aufhält. (Dazu entsprechender Briefumschlag)

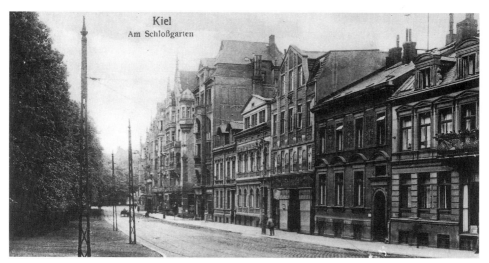

Abb 9: Kiel Am Schloßgarten um 1900

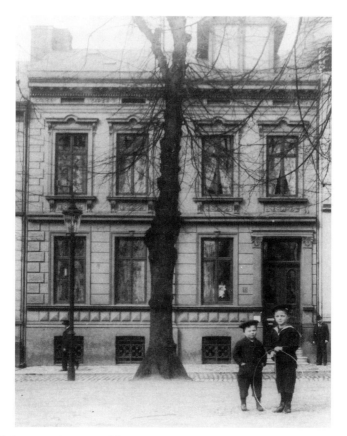

Abb.. 10: Schloßgarten 13 mit CGS (1) und seinem Bruder Richard im Vordergrund. Am 3. Fenster von links die Mutter mit der Tochter Elisabeth.

in Hamburg, von wo einige Infektionen auch in Schleswig-Holstein auftraten. Man versuchte sich dadurch vor einer Einschleppung der Cholera zu schützen, daß man in der Familie nur abgekochtes Wasser verwendete, alle Speisen nur gekocht direkt aus dem Kochtopf aß und vor die Wohnungstür einen in Karbol-Lösung getränkten Feudel legte; darüber hinaus wurde für die schwangere Ehefrau jeder Kontakt mit anderen Personen auf das unbedingt Notwendige beschränkt.

Aus der Ehe gingen vier Kinder hervor (zwei Söhne, zwei Töchter), von denen eine Tochter bereits im Alter von einem Jahr an einer Coli-Infektion verstarb.

Aus den Verhandlungsberichten der Deutschen Dermatologischen Gesellschaft, deren Mitglied C.S. (1) von Anbeginn seiner dermatologischen Tätigkeit gewesen ist, können wir entnehmen, daß er sich zu Vorträgen und klinischen Demonstrationen durchaus kritisch zu Wort gemeldet hat und sich hier (1899) in guter Gesellschaft mit anerkannten Klinikern hinsichtlich der von ihm geäußerten Ansichten befand (1908). Wir finden hier die nachstehend aufgeführten Diskussionsbemerkungen von C.S. Anläßlich einer

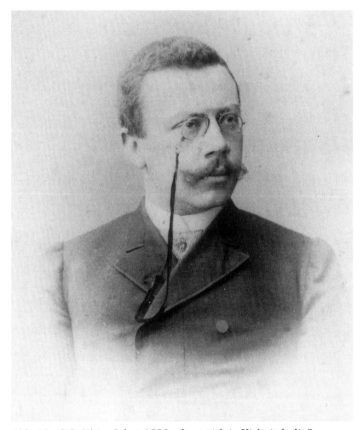

Abb. 11: C.S. (1) im Jahre 1890, als er sich in Kiel niederließ.

Krankendemonstration auf dem 6. Kongreß der Deutschen Dermatologischen Gesellschaft (1899) meldete er sich mit einer Diskussionsbemerkung zu Wort und führte dazu aus: „Von den zuerst von Tänzer beschriebenen Fällen eines Ulerythema ophryogenes seu superciliare gehören drei einer Familie (Mutter und zwei Kinder) in Kiel an. Ich habe diese Familie lange Zeit wegen dieser Krankheit behandelt und habe sie auch jetzt noch in Beobachtung. Wenn Unna den soeben vorgestellten Fall für eine ausgeprägte Form des Ulerythema ophryogenes erklärt hat, so bedaure ich, mich dieser Diagnose nicht anschließen zu können. 1. ist die Krankheit ganz besonders auf den Augenbrauen lokalisiert, auf denen feine atrophische Hautstreifen die Haarwurzeln zerstört haben, während die Follikel von rötlich-braunen Papelchen mit mehlartigen Schüppchen bedeckt sind.

2. Sind auch Oberlippe, Kinn und Wange mitergriffen...

Sehen Sie sich nun diesen Fall an, so finden Sie, ich möchte sagen, kaum eine dieser Erscheinungen wieder, nicht einmal die Mitbeteiligung der Augenbrauen, welche dort seinerzeit gerade dieser Krankheit den Namen gegeben hat. Wenn dies nun gar ein ausgeprägter Fall von Ulerythema ophryogenes sein soll, dann müßten dort zum mindesten die charakteristischen Erscheinungen dieser Krankheit vorhanden sein, aber weder sind die Brauen pathologisch sichtbar verändert, noch der Bart, noch die Streckseiten der Extremitäten. Ich kann also diesen Fall nicht als ein Ulerythema ophryogenes ansehen, noch viel weniger als einen ausgeprägten Fall dieser Krankheit". Auf dem 10. Kongreß der Deutschen Dermatologischen Gesellschaft (1908) äußert C.S. (1) sich zu einem vorgestellten Fall von Acanthosis nigricans, nachdem vor ihm bereits Jadassohn, Herxheimer und Arning hierzu gesprochen hatten und führt aus: „Herr Schirren – Kiel macht auf die warzenartige Bildung der Haut bei Acanthosis nigricans aufmerksam, die hier fehlt. Bei dem vorgestellten Fall ist die Haut in toto keratotisch verändert, bei der Acanthosis nigricans können einzelne Efflorezenzen von gesunder Haut umgeben sein. Auch deshalb dürfte die Diagnose Ichthyosis richtig sein".

Diese beiden Diskussionsbemerkungen belegen überzeugend die gute Beobachtungsgabe und exakte Beschreibung eines dermatologischen Lokalbefundes, mit deren Hilfe sich C.S. (1) an einer Diskussion mit den Großen der damaligen Zeit auf dem Gebiete der Dermatologie auseinandersetzte; es zeigt darüber hinaus, daß er unerschrocken war und sich schlagkräftiger Argumente bediente, um seine eigene Auffassung zu untermauern.

Aus seiner Freundschaft zu dem Apotheker Dr. Carl Rüdel erwuchs eine sehr intensive Beschäftigung mit Fragen der Lokalbehandlung von Dermatosen. Das führte unter anderem zu einigen speziellen Salben- und Pastenzubereitungen, die auch in der dritten Dermatologengeneration der Familie noch Anwendung finden (siehe Seite xx). Für die damalige Zeit trugen diese Entwicklungen mit dazu bei, daß das Renommee, welches C.S. (1) bei sei-

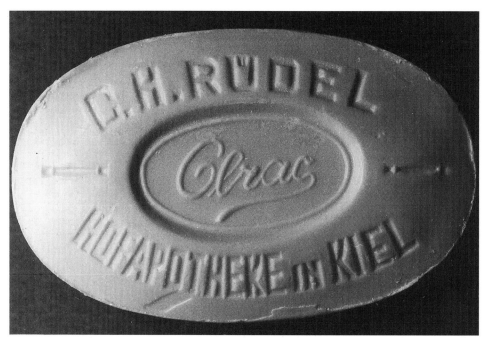

Abb. 12: Olrac-Seife

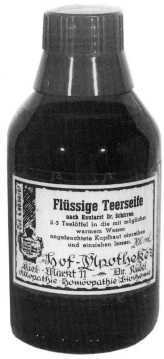

Abb. 13: Flüssige Teerseife

nen Patienten genoß und das sich durch eine Art Laienpropaganda in der Öffentlichkeit fortsetzte, ihm immer neue Patienten zuführte. In den Kreis dieser neuen Präparate gehört auch die von C.S. (1) und Rüdel produzierte Teerseife, welche als flüssige Präparation zur Behandlung von Erkrankungen der Kopfhaut benutzt wurde. In ihr kam die Tiefenwirkung des Teers zum Tragen, die gerade bei chronischen Hauterkrankungen bis in die Gegenwart hinein ein wichtiges Behandlungsprinzip in der Praxis Schirren geblieben ist. In der allgemeinen Dermatologie feiert der Teer erst in den letzten Jahren eine Art von Renaissance, nachdem er vorher vor allem aus Furcht vor einer Karzinomentstehung bei seiner Anwendung von den meisten Dermatologen gemieden wurde.

Die Olrac-Seife, eine milde Seife auf Glyzerinbasis, wird ebenfalls heute noch von der Hof-Apotheke in Kiel hergestellt und zum Verkauf angeboten. Sie zeichnet sich durch eine ausgesprochen milde Seifenwirkung und durch eine im Glyzerinanteil vorhandene Rückfettung aus. Der Name „Olrac" ist

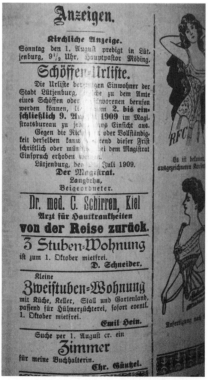

Abb. 14: Anzeige aus den Kieler Nachrichten vom Juli 1909, in welcher C.S. (1) den Lesern mitteilt, daß er „von der Reise zurück" sei. Diese Information wird Herrn Dr. A.R. Memmesheimer, Hamburg, verdankt, der bei einen Besuch des „Café am Markt" in Lütjenburg/Ostholstein mit seinen Kindern durch diese beim Studium der alten Zeitungen, mit welchen drei Säulen im Café tapeziert waren, auf diese Anzeige angesprochen wurde.

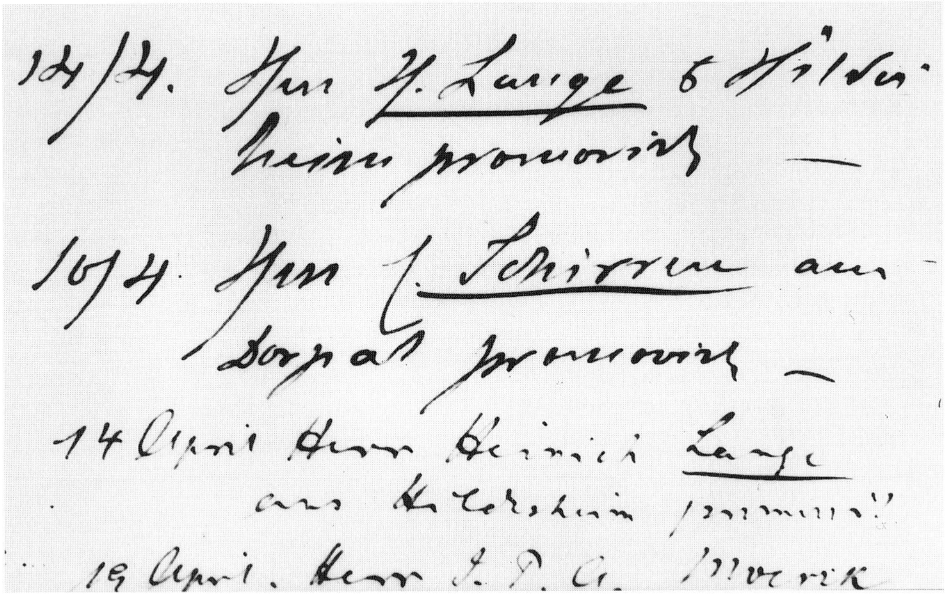
14/4. Herr H. Lange a. Hildesheim promovirt —
16/4. Herr C. Schirren aus Dorpat promovirt —
14 April Herr Heinrich Lange aus Hildesheim promovirt
19 April. Herr J. P. C. Mork

Abb. 15: *Fotokopie eines Sitzungsberichtes des Kieler Ärztevereins aus dem Jahre 1888 (Seite 178), auf welcher sich unter 16.4. die Notiz findet „Herr C. Schirren aus Dorpat promoviert." C.S. (1) ist also an diesem Tage in den Kieler Ärzteverein aufgenommen worden.*

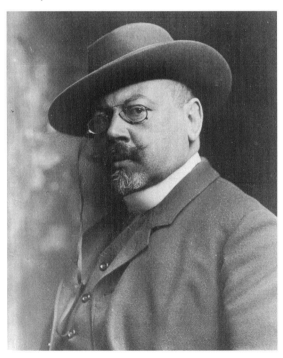

Abb. 16: *Carl Schirren im Alter von 50 Jahren*

Kiel, den   189

Aerztl. Liquidation

für

von Dr. med. C. Schirren,
Specialarzt für Hautkrankheiten
und Syphilis.

An Honorar für ärztliche Bemühungen:
Aus dem Jahre

                                  M.   Pf.

Auslagen für Bäder, Medicationen,
Verbandstoffe u. s. w. . . . . . .   „   „
_____

                                  M.   Pf.

Obige Summe von M.   richtig erhalten zu
haben, bescheinigt
Kiel, den   189

Die Liquidationsvorlage erfolgt am 1. Januar und 1. Juli jeden Jahres.

Abb. 17: Ärztliches Liquidationsformular aus der Zeit vor 1900

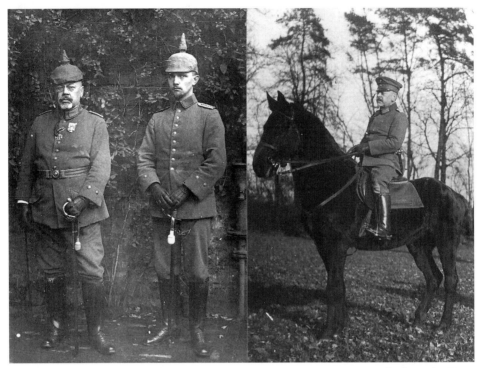

Abb. 18: Oberstabsarzt Dr. Carl Schirren und Feldunterarzt Carl Georg Schirren 1915

Abb. 19: Carl Schirren zu Pferde an der Westfront

eine Umkehr des Vornamens von C.S. (1) „Carlo", wie er in der Familie genannt wurde.

An Politik war er nicht interessiert. Allerdings war er ein Verehrer von Bismarck und gehörte zu den Gründern einer nach Bismarck benannten Vereinigung in Kiel. Anläßlich der Entlassung Bismarcks im Jahre 1890 und seiner Abreise aus Berlin sprang C.S. (1) vom Bahnsteig auf den abfahrenden Zug, streckte Bismarck seine Hand entgegen und rief: „Geben Sie mir Ihre Hand, mein Fürst".

Der I. Weltkrieg führte ihn als Oberstabsarzt an die Front im Westen, wohin auch seine beiden Söhne kommandiert wurden. Der ältere Sohn (C.G.S. (1)) war Feldunterarzt und wurde zeitweise dem gleichen Feldlazarett zugeteilt, dessen Chefarzt sein Vater war. Der jüngere Sohn Richard war bei der Artillerie. Alle drei wurden wegen Tapferkeit vor dem Feinde mit dem Eisernen Kreuz II. und I. Klasse ausgezeichnet.

Vater und Sohn C.G.S (1) waren sehr stolz darauf, daß sich in der Zeit des gemeinsamen Wirkens am gleichen Lazarett niemals irgendwelche Komplikationen aus ihrer familiären Beziehung ergaben, was durch eine Anzeige anderer Lazarettangehöriger höheren Ortes denkbar gewesen wäre, wie CGS

(1) berichtet. C.S. (1) und seine beiden Söhne haben sich an der Westfront häufiger besucht, soweit sie dem gleichen Armeecorps zugeteilt waren. Über diese Begegnungen legen Abb. 18 und 19 Zeugnis ab.

C.S. (1) hatte bei Kriegsbeginn mit dem Abrücken nach Belgien sein Kriegslazarett ohne Verluste inmitten von Franktireurs durch das brennende Löwen nach Brüssel geführt und dort im Justizpalast ein Lazarett eingerichtet, an welches sein Sohn C.G.S. (1) im September versetzt wurde, nachdem das Lazarett in Valenciennes Quartier gemacht hatte. In den folgenden Jahren wechselten die Einsatzorte ständig. Am 11. Mai 1915 verließ C.G.S. (1) das Lazarett seines Vaters; er hatte beim Armeearzt um seine Versetzung an die Front gebeten. Der Vater reagierte auf diese Mitteilung mit der Bemerkung: „Es ist auch mein Wunsch".

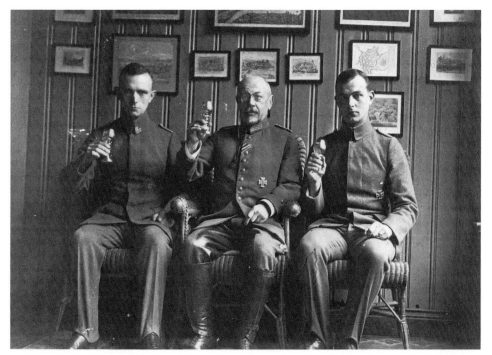

Abb. 20: Nach der Rückkehr aus dem ersten Weltkrieg CS (1), mit seinen beiden Söhnen (li. CGS (1) und re. Richard)

Als ein besonders charakeristisches Beispiel für seine Unerschrockenheit, für sein Selbstbewußtsein und seinen Gerechtigkeitssinn möge eine Episode gelten, die sich zu Beginn des Jahres 1915 an der Westfront abgespielt hat und über die C.G.S. (1) folgendermaßen berichtet: „Oft hat der Vater mit mir über die vielen Schwierigkeiten gesprochen, die er in seiner Eigenschaft als Chefarzt eines großen Kriegslazarettes hatte, zum Beispiel mit den Zivilärzten, die man "Würmeles-Ärzte„ nannte, wegen der Äskulapstäbe, die sie statt der Achselstücke trugen! Oder mit den Delegierten des Roten Kreuzes, meist

Adeligen im besten Mannesalter, die sich in alles und jedes zu mengen suchten, auch wenn es sie gar nichts anging, so daß der Vater nicht mit Unrecht von seinem "Kampf mit den Grafen„ sprach". So manches Mal habe ich ihn zu trösten versucht mit dem drastischen Hinweis, auch er könne gegen den Misthaufen nicht anstinken. Ein für die damalige Auffassung charakteristischer Vorfall spielte sich in La Capelle mit den freiwilligen Krankenpflegern Gustav Hansen, Hofjuwelier in Kiel und dem Rechtsanwalt Manse aus Oldenburg ab. Eines Tages erschien im Kommandanturbefehl ein Ukas: Es wäre aufgefallen, daß der Feldunterarzt des Kriegslazaretts, Schirren, häufiger mit Angehörigen des Roten Kreuzes Skat spiele. Ein solcher Verkehr sei für einen Sanitätsoffiziersaspiranten nicht üblich. Bald darauf, an Kaisers Geburtstag am 27. Januar, hatte der Vater als rangältester Offizier von La Capelle das Liebesmahl für die Offiziere der Garnison zu geben. Als es zu Tisch ging, saß links vom Vater der Ortskommandant, der den Ukas herausgegeben hatte und ihm gegenüber hatte der Vater Gustav Hansen placiert. Er sah eben stets nur den Menschen. Titulaturen waren nach ihm „nur für die Menge, die Majorität, welche die Dummheit ist".

Nach dem Ende des I. Weltkrieges kehrte C.S. (1) im Dezember 1918 als Kranker in die Heimat zurück. Er litt an einer schweren Hypertonie bei chronischer Nephritis, die er sich im Felde zugezogen hatte. Er wußte, daß seine Tage gezählt waren und hat seinem Sohn C.G.S. (1) gegenüber davon gesprochen, daß er wohl nur noch zwei Jahre leben würde. Unerträgliche Kopfschmerzen machten ihm das Leben zur Qual. Im Januar 1919 hatte er im Rahmen einer Veranstaltung des Vereins für das Deutschtum im Ausland (VDA) im Kieler „Schloßhof" einen öffentlichen Vortrag über das „Baltenland" gehalten und dabei unter anderem auch über seine Erlebnisse bei der Befreiung Rigas durch die deutschen Truppen von den Bolschevisten im Jahre 1917 berichtet. Er nahm als Regimentsarzt eines Feldartillerieregimentes an diesem Zug ins Baltenland teil. Von den in Riga ansässigen Baltendeutschen wurde er mit großer Herzlichkeit und Gastfreundschaft aufgenommen, nachdem diese in ihm einen Sohn des Autors der „Livländischen Antwort" erkannt hatten. Auf dem Dachboden des Hauses von entfernten Verwandten entdeckte er die lebensgroße Büste seines Urgroßvaters Gerhard Hieronymus Schirren, die er mit nach Hause brachte; „die Büste", wie sie von den Nachkommen später genannt wurde, zeigte den Ahnen als Ältesten der kaufmännischen Gilde zu Riga im Jahre 1818.

C.S. (1) war ein guter Hausvater. Wie sich aus dem erhalten gebliebenen handschriftlich geführten Journal über die im Hause Schloßgarten 13 vorhandene Einrichtung der Privaträume und der im gleichen Hause gelegenen Praxisräume ergibt. Hier sind die Einrichtungsgegenstände nach den jeweiligen Zimmern aufgelistet, in denen sie sich befinden; rechts daneben ist in einer besonderen Spalte der jeweilige Wert angegeben. C.G.S. hat am 7.7.1944 und 24.8.1944 nach Luftangriffen mit Brandbombentreffern des Hauses eine Bestandsaufnahme angefertigt und dabei festgehalten, welche

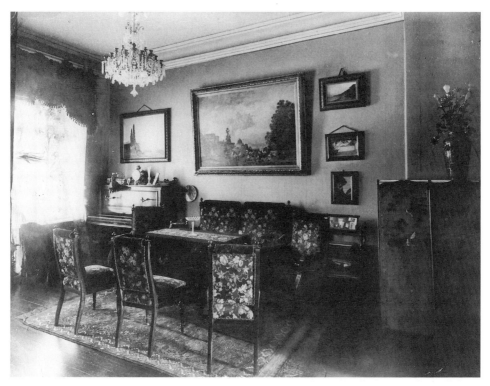

Abb. 21 *Blick in das Wohnzimmer von C.S. (1) Schloßgarten 13.*

Gegenstände verbrannt, bereits vererbt oder verkauft bzw. noch vorhanden waren. Der weitaus größte Teil der Einrichtung ist 1944 verbrannt, darunter vor allem die wertvollen Kunstsammlungen der Klinger- und Goya-Werke. Aus diesen Aufstellungen ist ein guter Eindruck darüber zu gewinnen, wie ein Kieler Bürgerhaus um 1900 ausgestattet war. Zu den wertvolleren Gegenständen ist angegeben, woher dieselben stammen, zum Beispiel Hochzeitsgeschenke von Großvater Meyer, Erbstück des Vaters, Geschenk von Frau Bömelburg zum 5.10.1890. Bei den Gemälden und Skulpturen ist jeweils der Künstler vermerkt; so sind mehrere Bilder von Carl Arp vorhanden sowie „Blick auf den Kieler Hafen" von Lotte Hegewisch (1876), die eine Enkelin des berühmten Kieler Historikers und Tochter des Mediziners Hegewisch war. Sie galt als eine eifrige Beschützerin der Künste und Wissenschaften und war im übrigen Vorsteherin der Stipendiaten an der Universität. Ihr Name ist dauernd mit der Universität und Kiel durch die hochherzige Stiftung ihres schönen Besitzes am Düsternbrooker Weg für die Kunsthalle, womit sie dem ganzen Hegewisch-Geschlecht ein ehrendes Denkmal gesetzt hatte, verbunden.Unter dem Silberzeug finden wir u.a. 12 Suppenlöffel (Erbstück der Eltern noch aus dem Dorpater Bestande).

Seine Sparsamkeit kam unter anderem auch dadurch zum Ausdruck, daß er die abgebrannten Streichhölzer, welche er zum Anzünden seiner Zigarren

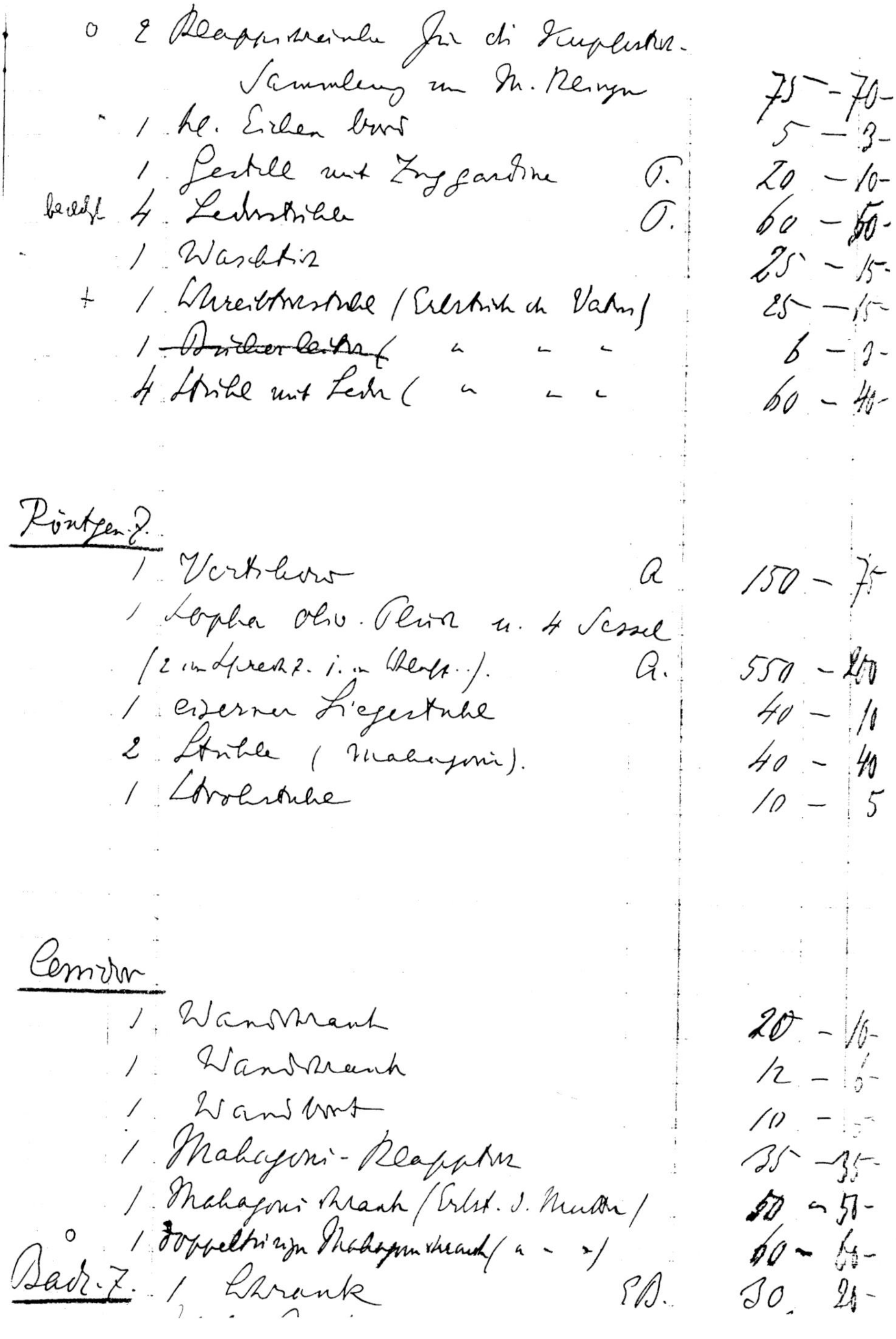

o 2 Klappschränke für die Kupferstich-Sammlung von M. Reimers 75 – 70 –
1 kl. Eichenbord 5 – 3 –
1 Gestell mit Zuggardine G. 20 – 10 –
beschädigt 4 Lederstühle G. 60 – 50 –
1 Waschtisch 25 – 15 –
+ 1 Schreibtischstuhl (Erbstück d. Vaters) 25 – 15 –
1 ~~Bücherleiter~~ (" " " 6 – 3 –
4 Stühle mit Leder (" " " 60 – 40 –

Röntgen-Z.
1 Vertikow A 150 – 75
1 Sopha oliv. Plüsch u. 4 Sessel
(2 im Sprechz. 1 im Wartez.). A. 550 – 200
1 eiserner Liegestuhl 40 – 10
2 Stühle (Mahagoni). 40 – 40
1 Strohstuhl 10 – 5

Corridor
1 Wandschrank 20 – 10 –
1 Wandschrank 12 – 6 –
1 Wandbord 10 – 5 –
1 Mahagoni-Klapptisch 35 – 35 –
1 Mahagonischrank (Erbst. d. Mutter) 50 – 50 –
o 1 Doppeltüriger Mahagonischrank (" " ") 60 – 60 –
Bade-Z. 1 Schrank SB. 30 – 25 –

Abb. 22: Aus der Inventaraufstellung des Hauses Schloßgarten 13

benutzt hatte, für die Praxis sammelte, um sie dort als Watteträger beim Auftragen von Lösungen bzw. Schüttelmixturen auf Hautaffektionen zu benutzen.

Aus einem sehr genau geführten Inventar-Verzeichnis des Jahres 1913 seines Hauses Schloßgarten 13 können wir hinsichtlich der Einrichtungsgegenstände in den Praxisräumen folgende Details entnehmen:

Sprechzimmer

Ein Instrumentenschrank (Geschenk des Vaters 1890)
ein Eichen-Wand-Schränkchen (Geschenk von Tadi)
ein Diplomaten-Schreibtisch (Geschenk von Frau Bömelburg 1890)
ein Akten-Ständer
ein Schreibtischstuhl
ein Klappstuhl mit gestickter Unterlage
ein Schrank für die Techniker-Sammlung des Kunstdruckes
ein alter Klapptisch
ein Luthertisch mit Stickerei (Geschenk von Louisa als Braut)
ein Papierkorb (Geschenk von Louisa als Braut)
eine Chaiselongue
ein großer antiker Schrank aus dem Jahre 1690
eine Wilster-Marsch-Truhe (antik)
eine Truhenwand mit eingelegten Sternen
ein großes Bücherbord (dreiteilig mit zwei Aufsätzen)
zwei Klappschränke für die Kupferstichsammlung von Max Klinger
ein kleines Eichenbord
ein Gestell mit Zuggardine
vier Lederstühle
ein Waschtisch
ein Schreibtischstuhl
eine Bücherleiter
vier Stühle mit Leder
eine Veroneser Standuhr unter Glas
ein Instrumentenschrank
ein Mikroskop
ein Waschständer
ein Zeitungsständer
ein Emailleeimer
verschiedene Teppiche
eine Garnitur Delfter Vasen und Teller
diverse Leuchten

Wartezimmer

ein Sofa für drei Personen (Eiche)
ein Sofa für zwei Personen (Eiche)
ein achteckiger Tisch

sechs Eichen-Holzstühle
ein Luthertisch
ein großes Wandbord
zwei eichene Hocker
ein Sekretär
eine Garderobenleiste
eine Eckkonsole
Gardinenstangen, Gardinen und Vorhänge
diverse Vasen
eine kupferne Hängelampe

Röntgenzimmer
Trittbrett mit zwei Stufen
Fenstervorhänge und Kissen
ein Vertiko
ein Sofa
ein eiserner Liegestuhl
zwei Stühle
ein Strohstuhl

C.S. (1) hat sich stets darum bemüht, bei Nebenwirkungen von Medikamenten und Komplikationen bei Krankheiten, die dafür maßgeblichen Ursachen aufzuklären. Das trifft insbesondere für den Tripper zu, welcher in der damaligen Zeit durch eine Reihe von Komplikationen gekennzeichnet war, die in der Regel zu Unfruchtbarkeit führten.

Seine Auffassung über die Komplikationen bei der Gonorrhoe und deren Genese wurde durch den größten deutschen Dermatologen, Paul Gerson Unna, in dessen „Kriegsaphorismen eines Dermatologen (1917)" treffend bestätigt, ohne daß Unna etwas von dem 4./5. Bericht für die Jahre 1901-1903 gewußt haben konnte. Unna schrieb in seinem Kapitel XVI „Die Verbreitung des chronischen Trippers" unter anderem: „1. Es muß versucht werden, im Felde jeden *frischen Tripper* ... wie in der guten Privatpraxis ... *so rasch zu heilen, daß er gar nicht in das chronische Stadium übergeht.* Anders ausgedrückt: Der frische Tripper muß geheilt werden, solange nur der vorderste Teil der Harnröhre befallen ist. 2. Zu diesem Zwecke muß jede Reizung der hinteren Harnröhre vermieden werden, nämlich solche a) durch größere Injektionsmengen, Irrigatoren, Injektionen unter erhöhtem Druck mit Dehnung der Harnröhre, Injektionen von längerer Dauer, b) durch Einführung nackter Sonden und Katheter, c) durch Stagnation des eitrigen Sekretes an der vorderen Harnröhre". Unna kommt hier also zu einer geradezu verblüffenden Aussage, die allerdings für die Schulmedizin „nicht gewußt oder nicht bedacht" wurde; vielmehr machte die Schulmedizin die mechanischen Manipulationen als Behandlungsmethode bei Gonorrhoe zum therapeutischen Prinzip, bis dann durch die Einführung der Chemo-Therapie eine entscheidende Wende eintrat. Bemerkenswert für die Auffassung von C.S. (1) und Unna ist, daß sie ihre Schlußfolgerungen alleine aus

Vierter und fünfter Bericht

über die

Geschlechtskrankheiten in Kiel und Umgebung

für die Jahre

vom 1. September 1901 bis dahin 1903

erstattet

im Auftrage des Kieler ärztlichen Vereins.

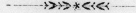

Abb. 23   4. und 5. Bericht über die Geschlechtskrankheiten in Kiel und Umgebung für die Jahre vom 1. September 1901 bis dahin 1903 erstattet im Auftrage des Kieler Ärztevereins CS (1).

der genauen klinischen Beobachtung zogen, womit einmal mehr dieser Teil der Dermatologie als Voraussetzung für eine gedeihlicheArbeit des Arztes bestätigt worden ist.

Als der Vater von CS (1) am 11.12.1910 im Alter von 84 Jahren verstarb, faßte er mit seinem Bruder Julius (Justizrat in Kiel) den Entschluß, eine Sammlung der wesentlichen öffentlichen Vorträge unter dem Titel „Charaktere und Menschheitsprobleme" sowie Quellensammlungen und eine Reihe von Rezensionen entsprechender Fachbücher zum Thema „Zur Geschichte des nordischen Krieges" herauszugeben. In letzterem Band ist unter anderem auch die Akademische Gedenkrede seines Nachfolgers im Amt, Professor Dr. Felix Rachfahl, enthalten, in welcher dieser sich kritisch mit Schirren auseinandersetzte und dessen Bedeutung für die moderne Geschichtswissenschaft am Anfang des Jahrhunderts herausstellte. Diese Rede stellt eine hervorragende Würdigung des Historikers Schirren dar, aus welcher ein sehr guter Eindruck von der Persönlichkeit dieses Mannes hervorgeht, der mit seiner „Livländischen Antwort" zu einer Art Nationalheld der Baltendeutschen bis in die Gegenwart hinein geworden ist.

Sein sehr ausgeprägtes soziales Engagement führte ihn zum Arbeitersamariterbund, zu dessen Gründungsmitgliedern er gehörte; er hat sich hier vor allem durch Vorträge über Erste Hilfe und Informationen über die Gefahren der venerischen Infektionen ausgezeichnet. Der Arbeitersamariterbund hat anläßlich seines 100jährigen Bestehens eine kleine Schrift herausgebracht, in welcher eine Fotografie der Gründungsmitglieder wiedergegeben ist, auf welcher in der Mitte C.S. (1) zu finden ist.

Ein Beleg über die Unerschrockenheit von C.S. (1) schon während der Schulzeit im Alter von 20 Jahren, als er in Oberprima war und einer geheimen Primaner-Verbindung der Kieler Gelehrtenschule angehörte, geht aus einer Schilderung über die letzten Wahlen zu diesem Schülerparlament hervor, in dem es heißt: „… ging das stockkonservative Ministerium Schirren glorios aus der Wahlurne hervor. Ist doch tatsächlich seine Exzellenz, der Herr Schirren, für seine Person schon der Typus absoluten Monarchentums. Ohnegleichen ist seine unantastbare Ruhe und Würde, seinesgleichen nur die allgewaltige Stimme des Königs der Wüste und im Verein mit dieser Posaune ist die Wirkung der furchtbar schwarz sich ballenden, olympischen Augenbrauen und seine Augenfeuerblitze eine unsagbare… Auf so breiten Schultern glauben wir, daß niemals Gambrinus' Herrschaft fußte."

Im Jahre 1915 schreibt C.S. (1) in einem Brief an seine Frau aus dem Felde „Ich gehörte durch meine Offenheit leider zu jenen eigentümlichen Menschen, die oft verletzen, wo sie es besonders gut gemeint haben. Ich empfand schon in jungen Jahren eine Abneigung gegen unwahre Menschen, also gegen solche, die Eigenschaften oder Wesenart heuchelten, die sie nicht besaßen. Die Menschen waren mir wertvoll, die sich gaben, wie sie waren und die nicht mehr scheinen wollten, als sie waren.

Als Widerspruchsgeist war es mir schon als Knabe eigen, mir schlechte Eigenschaften zuzulegen, die ich gar nicht besaß. So wurden Tiberius, Memmius und Richard III. meine Helden, da sie mir als wirklich rein schlechte Menschen imponierten. Da es mir versagt schien, ein guter Mensch werden zu können, wollte ich lieber ein schlechter Mensch werden. Aber nur nicht diese Limonadenweisheit, das Mittelgut von Beidem! Für mich ist jeder Mensch ein interessantes Problem. Ich suche ihn zu erkennen und tue dies meist nicht unrichtig aus Kleinigkeiten, auf die andere oft gar nicht zu achten pflegen. Dann sondere ich die Spreu vom Weizen. Die Spreu existiert für mich nicht mehr. Mit diesen Menschen wünsche ich gar nichts mehr zu tun zu haben. Den Weizen aber prüfe ich genau. Aber nur in ganz wenigen Fällen habe ich in meinem Leben den Menschen so gefunden, daß er mir so wertvoll wurde, daß ich in wirklicher Achtung gerne und freudig vor ihm den Hut gezogen hätte!"

Bereits in den letzten Jahren des vorigen Jahrhunderts entwickelte er künstlerische Interessen. So erlernte er bei dem Bildhauer Hansen in Kiel den Umgang mit Holz und fertigte eigene Schnitzarbeiten. Ein ganzes Zimmer im Hause – das sogenannte geschnitzte Wilster-Marsch-Zimmer – entstand mit einer geschnitzten Holztäfelung an den Wänden, einem Tisch, einer Wandbank, sowie Schreibtisch und darüber befindlichem Hängeschrank in der Ecke und einem Schreibtischstuhl. Zum zehnten Hochzeitstage wurde ein Spiegel gearbeitet. Diese Arbeiten sind teilweise bei einem Bombenangriff auf Kiel zerstört beziehungsweise schwer beschädigt worden. Für jeden der sechs Familienmitglieder schnitzte er einen Eichenstuhl mit dem jeweiligen Tierkreiszeichen für den Geburtstag*). Die zu diesem Zimmer führende Tür ist jetzt die Eingangstür zum Röntgenzimmer im ersten Stock des Hauses Schloßgarten 13.

Darüber hinaus galten seine künstlerischen Interessen vor allem Goya und Max Klinger. An Goya fesselte ihn „die ungebundene Offenheit und häufig geradezu grausame Wahrheit" der Darstellung in seinen Radierungen. C.S. (1) ist mehrfach in Spanien gewesen, um sich vor Ort zu informieren und besuchte das Landhaus von Goya sowie alle großen Galerien. Dabei konnte es durchaus der Fall sein, daß er der Galerieleitung ein Velasquez zugeschriebenes Gemälde als die Kopie eines Zeitgenossen erklärte und für seine Auffassung auf die Maltechnik und den Pinselstrich von Velasquez hinweisen konnte, was er in dem ausgestellten Gemälde nicht finden konnte. Im Laufe der Jahre gelang es ihm, die Cyklen von Goya und zahllose Einzelblätter zu erwerben. Für deren sachgerechte Lagerung mit der Möglichkeit einer ständigen Betrachtung baute er sich in seine Bibliothekswand zwei etwa 1x1,50 m große und 1 m tiefe Schränke ein, die auf ihrer Frontseite einen 0,8x0,8 m großen Ausschnitt mit Glasscheibe hatten, hinter dem je-

---

*) Künstlerische Arbeiten in Holz von Dr. Carl Schirren, dem ersten Hautarzt in Schleswig-Holstein. Ein Beitrag seines Enkels Prof. Dr. med. Carl Schirren. Medizin und Kunst 4, Februar 1992, 43 bis 46 (1992).

weils eine Radierung eingebracht werden konnte, so daß immer zwei Radierungen ständig „ausgestellt" waren.

Er hat sich mit Goya auch schriftstellerisch auseinandergesetzt und hierbei handschriftliche Unterlagen mit dem Titel hinterlassen: „Francisco de Goya y Lucientes. Nachdenkliches und Gedankliches von und über Goya mit besonderer Berücksichtigung der Wandgemälde in seinem Landhaus und mit der Folge „Los Perverbios". So schreibt er zum Beispiel zu dem Blatt „Das Prellen":

„Es ist so, als ließen diese Frauen ihre inneren Gefühle aufgrund von Erfahrungen, die sie an dem männlichen Geschlecht gemacht haben, an diesen Puppen aus. Und diese männlichen Puppen, diese Hampelmänner, sind sie nicht wie ihre Vorbilder selbst, welche sich benehmen, wie das weibliche Geschlecht, je nach Laune und Lust, Ärger und Wut es will? Das erinnert mich an den klassischen Ausspruch meines schon längst dahingegangenen Geschichtslehrers, der die Charakteristik Ludwig XIV. in dem Satz zusammenfaßte „Er war der Spielball der Launen seiner Gemahlinnen!".

Über „Die Sackgänger" schreibt er: „Eine eigentümliche Stille und Ruhe liegt über diesem Blatt. Obwohl viele Menschen, welche in Säcke bis zum Halse eingehüllt sind, in verschiedene Richtungen paarweise wandeln, scheint keiner einen Laut von sich zu geben, scheint jeder für sich einsam seines Weges zu wandern, in weiter Öde, die sich bis zum Horizont ausdehnt, um im Dunkeln zu verschwinden. Es ist ein Bild des Lebens. Auf dem ganzen Lebenswege, von der Wiege bis zur Bahre, schreitet der Mensch wie in einem Sack eingenäht dahin. Überall halten ihn äußere Verhältnisse zurück. Die Erziehung, die Schule, sein Amt, die Gesetze, die Sitten, die Ehe, die Familie, alles und jedes hält ihn wie in einen Sack eingenäht, hemmt seine Bewegungsfreiheit. So resigniert er. Ruhig und entsagungsvoll wandelt er seinen Weg, bis ihn die schwarze Finsternis ewiger Todesnacht dahinnimmt".

Und über „Die Schuld" schreibt er: „So können wir auch auf diesem Blatt in dem Mann mit dem Januskopf das Verhalten unseres lieben Nächsten sehen, dessen Gesichtszüge bei zugewendetem Antlitz Mitgefühl und Beileid, bei abgewendetem Schadenfreude und Bosheit ausdrücken, während wir in den Gesichtszügen des Mannes mit den drei Köpfen die öffentliche Meinung sich widerspiegeln sehen können, die sich zwischen ausgelassener Freude an solchem Erlebnis, Nachdenklichkeit und Neugierde über die weiteren Folgen und Frömmelnden, sich überhebenden Pharisäertum bewegt."*)

Die künstlerischen Interessen führten C.S.1 (1) zu dem Graphiker, Maler und Bildhauer Max Klinger. In verschiedenen Briefen bemühte er sich um die Möglichkeit eines Besuches bei Klinger und schreibt dazu unter anderem im Jahre 1910: „Von allen Künstlern habe ich zwei mir völlig zu eigen ge-

---

*   Aus C.G. Schirren „In Memoriam Dr. Carl Schirren 1861 bis 1921" l.c. 1961

macht - Goya und Klinger. Den einen persönlich kennenzulernen, bin ich 100 Jahre zu spät geboren. Soll ich es unversucht lassen, wenigstens dem anderen näherzutreten? Ich weiß wohl, daß meine Person Klinger nicht nur völlig gleichgültig läßt, sondern daß sie durch die Erfüllung meines Wunsches ihm sogar unangenehm wird. Sie aber, hochverehrter Herr Professor (Professor Julius Vogel), werden sich in meine Seele hineinversetzen können, wenn Sie sich vergegenwärtigen wollten, wie sehr es Sie selbst als besonderen Kenner seiner Werke drängen würde, Klingers persönliche Bekanntschaft zu machen, wenn Sie nicht den Vorzug hätten, ihm so nahe zu stehen. Ich will nicht in unpassender Neugier ihn als den großen Mann anstarren – was ich möchte ist 1.) seine Umgebung kennenzulernen, zu sehen wo und wie er lebt, also mit einem Wort, sein Atelier kennenzulernen".

Klinger und Schirren sind sich mehrfach begegnet. Alle Besuche fanden bei Klinger statt, der erste im August 1910. Durch verschiedene Kontakte mit Persönlichkeiten des Kunstlebens hatte Schirren ihn vorbereitet. Eine Schlüsselrolle spielte dabei der damalige Direktor des Museums der Bildenden Künste zu Leipzig, Professor Julius Vogel. Aus einem Briefwechsel mit diesem geht nicht hervor, daß eine genaue Absprache über ein Besuchsdatum getroffen worden ist, da der Briefwechsel sich aber über längere Zeit hinzog und Vogel ganz offensichtlich eine Hinhaltetaktik anwandte, ohne daß eine Aussage über seine ablehnenden Gründe möglich ist, läßt sich der Eindruck nicht ausräumen, daß Julius Vogel ganz bewußt einen Besuch von C.S. (1) bei Klinger zu verhindern suchte. Wenn er sich auch hinter Bemerkungen wie „Da unter allen Umständen der Eindruck vermieden werden muß, daß Sie eigens zu dem Zwecke, um Klinger zu sehen, hierher kommen wollen". Er vertröstete C.S. darauf, im Mai 1910 nochmals nachzufragen, da er selbst jetzt nach Paris gehen würde. Auf einen Brief vom 20. Mai antwortet Julius Vogel am 12. Juni mit dem Hinweis, er sei längere Zeit in Frankreich und Belgien gewesen, um dann zu schließen „Besser wäre es vielleicht, Sie würden Ihr Kommen bis auf den Herbst verschieben, denn in den warmen Tagen, wie wir sie jetzt haben, pflegt Klinger, wenn er nicht auf weiteren Reisen ist, auf seiner Weinbergbesitzung bei Naumburg zu weilen, wo er keine Besuche empfängt". Auch Pfeifer (1888) verweist auf das Widerspruchsvolle in Vogels Argumentation, der selbst in einer Skizzierung des Atelieralltages von Klinger schreibt: „Auch während der Arbeit war Klinger in seinem Hause, wo Tür und Tor merkwürdigerweise fast immer offenstanden, so daß auch unliebsame Gäste Eintritt hatten, meist zugänglich..." Darüber hinaus hatte Max Schmied (1899) in seiner Künstlerbiographie über Klinger ausgeführt: „Man hat ihm Menschenscheu nachgesagt, aber mit Unrecht. Er erscheint mehr als ein abgesagter Feind allen unnötigen Verkehrs mit Leuten, die ihn innerlich zu fördern nicht geeignet sind, und er ist in der glücklichen Lage, ohne Rücksicht auf äußeren Vorteil mit philosophischer Ruhe die abweisen zu können, die ihm geistig nichts zu bieten vermögen". Auch Theodor Heuss hatte Klinger 1904 in seinem Atelier besucht: „Ich war zum ersten Mal in einer Künstlerwerkstatt, ein verwirrendes

Abenteuer - Klinger kam einmal herein, um etwas zu suchen und wegzuholen. Von dem Gast nahm er nicht die geringste Notiz. Dieser selbst empfand die flüchtige Begegnung als ein rechtes Geschenk, auch wenn der rötliche Vollbart eine leichte Desillusionierung brachte". So machte C.S. (1) sich selbst auf die Reise nach Leipzig, um Klinger in seinem Hause aufzusuchen.

Er hat über seinen Besuch bei Klinger handschriftliche Notizen angefertigt, die jedoch teilweise durch Kriegseinwirkungen vernichtet wurden bzw. nicht mehr lesbar sind. Aus den Erzählungen seines Sohnes lassen sich jedoch folgende markante Punkte dieses Besuches rekonstruieren:

Schirren klingelte an der Haustür des Hauses Heinestraße, nachdem er vorher um das Grundstück herumgegangen war und sich einen Eindruck von der Wohnung Klingers von außen verschafft hatte. Auf das Läuten öffnete der Diener Hennig, dem er seinen Wunsch nach einem Besuch bei Klinger unter Übergabe seiner Visitenkarte und Hinweis auf die Empfehlung durch Professor Vogel vortrug. Hennig lehnte den Eintritt jedoch mit der Bemerkung ab: „Herr Geheimrat ist im Atelier an der Arbeit und darf nicht gestört werden". Hierüber ergab sich eine kurze Diskussion zwischen Schirren und Hennig, wobei Schirren betonte, daß er extra aus Kiel angereist sei usw. usw.. Kurzentschlossen hat Schirren dann den Diener Hennig beiseite gedrängt und das Haus betreten. Er fand Klinger im Atelier an der Arbeit, sprach ihn jedoch nicht an, sondern ging langsam umher, um sich alles anzusehen, was an den Wänden aufgehängt war bzw. in den verschiedenen Räumen stand. Nach etwa einer Stunde sprach Klinger ihn an und fragte, was er eigentlich hier mache und wieso er überhaupt in das Atelier gekommen sei. Schirren stellte sich vor, erzählte von seinen speziellen Interessen an Goya und Klinger, sprach von seiner Bewunderung für Klinger und die bisher von ihm erstandenen Blätter seiner Radierungen, woraus sich dann eine rege Unterhaltung ergab, welche nach den handschriftlichen Aufzeichnungen Schirrens folgendermaßen endete:

„Nun ist es höchste Zeit, daß ich gehe", und ich verabschiedete mich zum dritten Mal von ihm. „Ich bedaure eigentlich", sagte ich ihm, „daß wir nicht von vornherein abgemacht haben, daß Sie das Zeichen zum Verlassen geben. Denn so habe ich das schlechte Gewissen, daß ich Ihnen Ihre Zeit nehme, verabschiede mich, bleibe trotzdem, mache es wieder so – wieviel einfacher wäre es gewesen, ich wäre ruhig geblieben, bis Sie sagten, es ist nun genug".

So waren wir wieder in sein Arbeitszimmer gekommen, von dem aus die Tür nach dem Treppenhaus führte – verschiedentlich hatte der Diener draußen die Türen kräftig geschlagen – das sollte wohl das Zeichen sein, daß Klinger Schluß macht – vielleicht wurde auch das Essen kalt – und immer kam ein neues Gesprächsthema auf, das zu längerem Bleiben, trotz wiederholter Mahnungen des Türenschlagens, Anlaß gab. Von neuem begann Klinger:

„Sie sind ja Arzt. Können Sie mir nicht ein Mittel gegen Zahnschmerzen sagen?"

„Für einen Arzt ist es nicht möglich, ein Mittel zu empfehlen, wenn er sich nicht persönlich durch die Untersuchung überzeugt hat, was die Ursachen der Zahnschmerzen sind. Diese können mannigfaltiger Natur sein, über deren Wesen nur eine genaue Untersuchung Aufklärung geben kann. Das schnellstwirkende (Medikament) ist entschieden, man läßt sich alle Zähne herausreißen".

Da kriegte er aber einen Schreck: „Nein, das will ich nicht. Es geht im übrigen auch schon besser. Seit vier Wochen lebe ich nur vegetarisch, trinke keinen Wein und rauche nicht".

„Sehr hochverehrter Herr Geheimrat, nachdem Sie mich einmal meines Rates gewürdigt haben, darf ich Ihnen das sagen. Ich und alle, die wir Sie verehren, wünschen Ihnen, daß Sie 150 Jahre alt würden. Bei vegetarischer Kost ist das nicht möglich. Der Mensch ist nun einmal ein Omnivore (Allesesser) und einer, der fünfzig Jahre Fleisch genossen hat, wird nicht ungestraft auf einmal gar keins mehr essen".

„Ja, aber es hat mir geholfen. Die Schmerzen sind weniger geworden"."Gewiß! Das erklärt sich schon aus der geringeren Inanspruchnahme der Zähne. Das Zerreißen und Zerkleinern der Fleischfasern strengt die Zähne mehr an als das Grasfressen".

„Mein Arzt hat mir gesagt, sechs Wochen sollte ich das. An dieser Zeit fehlen nur noch zwei Wochen. Die will ich noch aushalten".

„Es liegt mir gewiß fern, die Maßregeln Ihres Hausarztes bemängeln zu wollen. Ich kann ja, da eine Untersuchung meinerseits nicht stattgefunden hat, auch gar nicht wissen, ob für diesen Fall es vielleicht doch zweckmäßig wäre. Da Sie mich aber um meine Meinung ersucht haben, so habe ich sie Ihnen gegeben. Den Vegetarismus, gerade so wie alle einseitigen Extreme, halte ich für verkehrt. Aber von ganzem Herzen wünsche ich Ihnen recht baldige, völlige Genesung". Und zum vierten Mal schüttelten wir uns die Hände.

„Haben Sie nicht eine Visitenkarte bei sich und wollen Sie die bei mir lassen?"

„Aber gewiß und sehr gerne. Ist es mir doch eine Genugtuung zu wissen, daß Sie, wenn sie diese Ihrem Papierkorb anvertrauen, noch einmal sich meiner erinnern werden".

Ich reichte ihm meine Karte. Er ging zu seinem Schreibtisch und legte sie, nachdem er sie angesehen hatte, dort nieder.

„Ich freue mich doch, daß ich mir Ihre Karte habe geben lassen, denn ich hatte einen ganz anderen Namen – Schütte – verstanden. Gesprochene Namen versteht man immer falsch".

Und nunmehr schieden wir wirklich. Eine gute geschlagene Stunde war vergangen und ich hätte gewettet, es wären zehn Minuten gewesen. Was mich besonders befriedigt hatte war, daß er sich gegeben, wie er wirklich war, auch äußerlich, einen einfachen Leinenkittel trug, Kragen und Krawatte fehlten.

Er schien mir älter, als ich ihn mir aus Fotografien vorgestellt hatte. In dem roten Bart und lockigen Haupthaar zeigten sich graue Haare; im Gesicht die Runzeln, aber hinter den Brillengläsern lagen tief versteckt die ruhigen Augen. Der Mund erschien etwas eingefallen, wohl eine Folge seiner recht, recht schlechten Zähne, von denen beim Sprechen schwarze Stumpfen sichtbar wurden.

Voll innerer Freude und Gehobenseins, dem großen Manne nahegestanden zu haben, verließ ich die kühlen Räume, ging hinaus in den heißen Sonnenschein, sah im Garten neben verschiedenen Gipsstatuen einen Bronceguß seines knieenden Athleten mit den zur Abwehr erhobenen Händen und weiter zurück eine Wiederholung seiner Badenden zwischen all den Mamorblöcken und schritt an den grünenden und blühenden Sträuchern des Gartens hinaus aus dem Haus Carl-Heine-Straße 6 in Plagwitz-Leipzig."

Aus der ersten persönlichen Begegnung entwickelte sich ein Briefwechsel zwischen C.S. (1) und Max Klinger in der Zeit 1910 bis 1921, der im Jahre 1988 von seinem Enkel C.S. (2) herausgegeben worden ist. Er ist insofern etwas Besonderes, als die Briefe beider Gesprächspartner vorhanden sind. Auf diese Weise erhält man einen unmittelbaren Eindruck von der Entwicklung einer freundschaftlichen Beziehung zwischen zwei erwachsenen Männern, die sich – aus verschiedenen Berufen kommend – in ihren künstlerischen Neigungen fanden. Darüber hinaus erlaubt dieser Briefwechsel aufgrund der Ausführungen von H.G. Pfeifer ein Umdenken über die Geschichte des letzten Graphik-Zyklus von Klinger „Das Zelt"; hier kommt der jugendlichen Gestalt von Gertrud Bock, seinem Modell nach 1910, das er später ehelichte, eine entscheidende Rolle zu. Von Elsa Asenijeff, seiner langjährigen Gefährtin aus der Pariser Zeit, hatte Klinger sich getrennt und auch innerlich gelöst. Elsa Asenijeff, die auch die Mutter seiner Tochter Desirée war, wandte sich jedoch am 10. September 1919 an C.S. (1) mit einer Anfrage auf einer Postkarte folgenden Inhalts: „Würden Sie mir gütigst wegen einer nötigen Auskunft Namen und Adressen der beiden Stützen Klingers sagen". C.S. (1) antwortete daraufhin postwendend mit Datum vom 15.12.1919: „An Ihrer Anfrage interessiert mich besonders Ihre Veranlassung, sich gerade an mich zu wenden, da doch jeder Leipziger besser unterrichtet sein muß. Auch weiß ich nicht, was Sie unter Stützen verstehen, noch, wen Sie meinen.

Ehe ich also zu antworten vermag, müßte ich zu mindestens doch wissen, um wen und um was es sich handelt, und meine, daß die beste Auskunft K. Ihnen selbst geben könnte, über dessen jetzigen Zustand ich völlig unorientiert bin, nachdem Zeitungen nichts mehr berichten. Allerdings sehe ich in diesem Umstande ein gutes Zeichen für seine Besserung. So sehr ich erfreut bin, Ihnen, die Sie mir als Schriftstellerin seit langem bekannt und geschätzt sind, einen Gefallen erweisen zu können, so lebhaft bedauere ich, nicht imstande zu sein, ohne genauere Angaben Ihrerseits Ihnen Auskunft zu geben. Erst nach diesen vermag ich zu ermessen, ob ich überhaupt dazu in der Lage bin. Ich zeichne mit dem Ausdruck meiner besonderen Hochachtung sehr ergebenst Dr. Schirren".

Auf diese Angelegenheit geht übrigens Klingers Frau Gertrud geborene Bock in einem Brief mit folgender Formulierung ein: „Mit Frau A. haben wir nichts zu tun. Darf ich Ihnen raten, sich nicht auf Schreibereien einzulassen. Mehr darf ich nicht sagen, denn das könnte als üble Nachrede hingestellt werden. Sie tuen sich selbst einen Gefallen, wenn Sie sich auf nichts von dieser Seite einlassen".

Über die letzten Lebenswochen schreibt sein Sohn C.G.S.: „Trotz immer mehr zunehmender Schwäche und großem körperlichen Verfall hielt er seine Sprechstunden in gewohnter Weise ab, bis er kurz vor Weihnachten 1920 zusammenbrach und in die Medizinische Klinik gebracht wurde. Dort fand ich ihn, nachdem ein Brief von Professor W. Frey mich aus Berlin an die Seite der Mutter gerufen hatte, in so schlechtem Zustand, daß das baldige Ende abzusehen war. Ich habe ihn schlecht und recht in seiner Praxis vertreten und ihn oft in der Klinik besucht. Kurz bevor sich die Schatten der Nacht wohltätig auf seine Seele legten, haben wir beide an seinem Lager noch eine Flasche Sekt zusammen getrunken, miteinander angestoßen und so Abschied genommen. Am 12. Januar 1921, gegen 8.00 Uhr abends, ging er nach tagelanger Bewußtlosigkeit im urämischen Koma in die Ewigkeit ein. Die Beisetzung fand am 15. Januar auf seinen Wunsch in aller Stille und ohne Pastor statt. Hatte es der Pastor 1901 nicht für nötig gehalten, trotz Aufforderung bei der Beerdigung seiner Tochter Christa dabei zu sein, so wollte der Vater 20 Jahre später auch ohne Pastor in die Grube fahren. Sein bester Freund, Sanitätsrat Otto Jaspersen aus Preetz sprach am offenen Grab Worte des Abschieds und hob die große Sohnestreue des Vaters hervor. Die Praxis führten in ihren eigenen Räumen Sanitätsrat Runge und Dr. Beckmann weiter".

3.2 Carl Georg Schirren (1892 bis 1989)

Er wurde am 21. November 1892 in Kiel als ältestes von vier Kindern geboren.

Ein seltener Glücksfall ist das Lebensbuch von C.G.S. (1), welches erhalten geblieben ist. Sein Vater hatte dieses vom Tage der Geburt am 21.11.1892 bis zum 28. März 1920 geführt; später ist es dann von ihm selbst mit einer Reihe von Zeitungsartikeln zu Geburtstagen und anderen schriftlichen Souvenirs gefüllt worden.

Dieses Lebensbuch enthält alle wesentlichen Beobachtungen des Vaters, die er an seinem Erstgeborenen machte. Es erlaubt damit Einblick in die Beobachtungsgabe des Vaters und über seine pädagogischen Maßnahmen im Laufe der Entwicklung dieses Kindes. Der heutige Leser dieser Aufzeichnungen ist erstaunt darüber, wie intensiv hier ein Vater das Aufwachsen seines Kindes beschreibt und an seinem Leben Anteil nimmt. Zwischen Vater und Sohn hat sich ein sehr inniges, von gegenseitigem Vertrauen getragenes Verhältnis entwickelt, über welches der Sohn (C.G.S. (1) auch nach dem Tode des Vaters stets mit besonderem Respekt sprach. Er sah sich – durch den Vater zur Pflege der Familien-Tradition erzogen – nach dessen Tod als Hüter des vom Vater übernommenen Erbes und gab das in dieser Form auch an seine Kinder weiter. Auch im hohen Alter von 70 Jahren hatte sich an dieser Einstellung nichts geändert. In einer Schrift für seine Kinder und Enkel zum 100. Geburtstage seines Vaters (C.S. (1) schrieb er auf der letzten Seite: „Oft halte ich Zwiesprache mit dem Mann, der mir Wegbereiter in den nächsten 29 Jahren meines Lebens gewesen ist und der mich am Ende seines Lebens mit der Eröffnung glücklich gemacht hat, daß ich ihm niemals einen Kummer, sondern immer nur Freude gemacht habe.

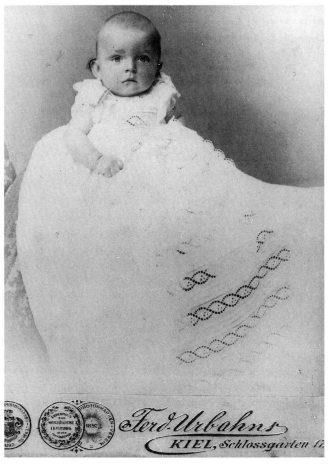

Abb. 24: Carl Georg Schirren im ersten Lebensjahr

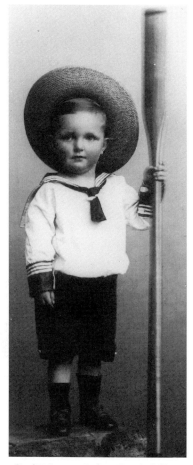

Abb. 25: CGS (1) im Alter von fünf Jahren mit dem Symbol für seine spätere Ruderaktivität

Und zuweilen endet diese Zwiesprache mit einer stummen Frage: Würdest Du auch heute noch mit mir zufrieden sein?"

Der Vater beginnt die Chronologie über seinen Sohn wie folgt:

„Geboren am 21. November 1892 (Montag) halb 12 Uhr mittags.

4.050 Gramm Gewicht – 53,5 cm Länge – 36,5 cm Kopfumfang.

30.12.92: Während schon in den Tagen vorher auf Ansprechen das Kind zu einem hinblickt, ist es doch jetzt zum ersten Mal, daß ein gewisser, prüfender Blick den Blickenden und Sprechenden trifft, gleich als besänne er sich, ob er diese Gesicht schon einmal gesehen habe."

Vom 31. März 1906 ist ein Brief seines Nachhilfelehrers an den Vater (C.S. (1) erhalten, in dem mitgeteilt wird: „Hierdurch erlaube ich mir, Ihnen die Anzahl der Ihrem Sohn Carl Georg erteilten Nachhilfestunden, die ich unter derselben Bedingung wie Herr P. übernommen habe, mitzuteilen. Es sind im ganzen 14. Im Anschluß hieran gestatten Sie mir noch einige Bemerkungen über Carl Georg. Er ist nach meiner Meinung, was seine Auffassungsgabe betrifft, ganz gut beanlagt, sein Gedächtnis ist weniger stark, und er muß daher öfter das Frühere durch Repetitionen auffrischen. In seinem Wesen muß er sich freilich bedeutend ändern, wenn er seinen Lehrern gefallen will. Er hat, wenn ich es kraß ausdrücken soll, einen schnodderigen Ton an sich, der bei allen Lehrern Mißfallen erregt. Es ist daher in seinem Interesse, wenn Sie auf das Unschickliche aufmerksam machen. Ich werde ihn, ehe ich weggehe, selbst noch in dem Sinne ermahnen. Ich bin überzeugt, daß es nicht böser Wille bei ihm ist, und hege darum die beste Hoffnung, daß er diese schlechte Angewohnheit ablegen wird".

Am 23. März 1907 trägt sein Vater in das Lebensbuch ein: „Obwohl er in die Obertertia als Letzter versetzt war, hat er es durch Fleiß und Aufmerksamkeit dank der Fürsorge des Direktors Loeber, der seinen Klassenlehrer Carstens für ihn zu interessieren wußte, und durch dessen Interesse fertiggebracht, von 30 Schülern als der 18. nach Untersekunda versetzt zu werden. Bei Überreichung des Zeugnisses wurde ihm von diesem (Carstens) zugesagt, daß er ihm mit der liebste Schüler gewesen wäre, weil er gesehen habe, mit welchem Interesse er bei der Sache gewesen wäre – nur die letzten drei Wochen habe er nicht die alte Aufmerksamkeit gezeigt. „Ich hatte keine Lust mehr". sagte Carl Georg – „Ich war mit meinen Kräften fertig" würde wohl richtiger gewesen sein."

Im November 1909 war er in Unterprima und stellte seine Kunst, Reden zu halten, anläßlich eines Fackelzuges für den aus dem Dienst scheidenden Professor Dr. Wilhelm Möller unter Beweis. Die Kieler Zeitung berichtete darüber:... „Sprecher war Unter-Primaner Schirren. Er führte aus, daß sie (die Schüler) sich mit schwerem, aber dankbaren Herzen heute von ihrem geliebten Lehrer verabschiedeten. Er gedachte dann der vorbildlichen Pflichttreue des Scheidenden, seiner großen Verdienste und Freundlichkeiten als Lehrer und Erzieher und schloß seine Ansprache mit dem Ausdruck von Segenswünschen für den Scheidenden, seine Familie und seine fernere Tätigkeit. Die Ansprache endete mit einem Hoch".

Zum Sedan-Tag am 2. September 1910 hielt er vor der versammelten Schule die Festrede, von welcher eine Nachschrift vorhanden ist. Unmittelbar nach dieser Rede hat er mit roter Tinte Anmerkungen über den Ablauf seiner Ansprache gehalten und dabei auch Hinweise für die Abhaltung derartiger Reden gegeben. Es heißt dort „Auf der ersten Seite steht, daß diese Rede am 2. September 1910 in der Aula des Königlichen Gymnasiums zu Kiel gehalten wurde, aber wie? D.O. ist mit Pauken und Trompeten, mit Bomben und Granaten hereingefallen. Und warum? Weil er frei sprechen *sollte* und am letzten Augusttage erst angefangen hatte, den Vortrag zu lernen, was an sich schon ziemlich töricht war; außerdem hatte D.O. die Tage vorher an heftigem *Fieber* gelitten. Was kommen mußte, kam. Nämlich der *Durchfall* in zwei Arten. In Betracht kommt hier nur der im Pennal. Und nun die Lehre für meine armen Nachfolger: Laßt Euch nicht von einem törichten Menschen bereden, frei zu sprechen; habt zumindestens eine ausführliche Disposition vor Euch. Verlaßt Euch nicht auf einen Souffleur, der das Manuskript doch nicht kennt und Euch nur konfus macht. Wenn Ihr durchaus frei reden sollt, so übt es mit dem Pennäler-Souffleur an den vorhergehenden Tagen. Stellt Euch dann nicht auf das Dirigentenpult. Am besten in die Ecke des Flügels (= Klavier). Seht Euch die Aufbauung der Bänke an, bevor das Volk in die Aula gelassen wird. Und nun, teure Nachkömmlinge, mehr Erfolg wünsche ich Euch von ganzem Herzen. Carl Georg Schirren, Hospitant der O I B."

Am 25. Oktober 1906 findet sich bereits eine Notiz im Lebensbuch folgenden Inhaltes: „Ausspruch des Direktors des Gymnasiums Professor Dr. Loeber: „Begabt ist Ihr Sohn nicht".

Am 19.10.1919 13 Jahre später ist im Lebensbuch folgende Eintragung seines Vaters: „Begegnete ich dem Direktor des Gymnasiums Loeber und erinnerte ihn daran, daß er vor 13 Jahren mir gesagt „begabt ist ihr Sohn nicht". Er meinte, da habe er wohl nur den Ausspruch von dessen Lehrern wiedergegeben; er habe ihn stets für begabt gehalten und sich stets gehütet im Prophezeihen und seine Lehrer vor dem Prophezeihen gewarnt".

Bereits während seiner Schulzeit war C.G.S. (1) im Taifun, dem akademischen Ruderverein, engagiert; er hielt diesem Kreis bis zum Tode die Treue und hat auf den verschiedenen Stiftungsfesten häufiger Ansprachen gehalten, in denen er unter anderem auf den kameradschaftlichen Zusammenhalt im Taifun sowie auf die sittlichen Grundwerte einging. Er begann sein Studium der Medizin im Montpellier und Grenoble. Später wechselte er nach Freiburg und München, bevor er die letzten Semester bis zum Staatsexamen (1919) in Kiel studierte. Seine Dissertationsarbeit fertigte er unter Prof. Siemerling mit dem Thema „Beitrag zur Differentialdiagnose zwischen Tumor cerebri und Encephalomalazie" an und promovierte ebenfalls 1919.

Zu Beginn des ersten Weltkrieges wurde er als Feldhilfsarzt eingezogen und war viereinhalb Jahre bis 1918 eingesetzt. Er verfügte über keinerlei klinische Ausbildung, geschweige denn Erfahrung, um einem Kriegseinsatz gewachsen zu sein. Diese Erfahrungen machte er während der Lazarettzeit von August 1914 bis Mai 1915. Dann kam er zum Reserveinfanterieregiment 94, das an der Aisne lag und war stellvertretender Bataillonsarzt. Die Begegungen mit vielen Menschen in dieser Zeit führten zu einer Reihe von sehr freundschaftlichen Beziehungen, die auch Jahrzehnte nach 1918 noch aufrechterhalten werden konnten. Er hat diese Beziehungen sehr gepflegt, indem er mit den alten Kriegskameraden korrespondierte, sie besuchte bzw. von ihnen in Kiel besucht wurde. In einem Fall ging eine auf diese Weise begonnene Freundschaft auf den Sohn eines seiner Kriegskameraden über.

Abb 26: Schießbuch „einjährig-freiwilliger" Schirren 10/85.

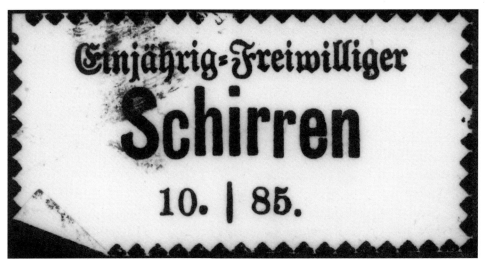

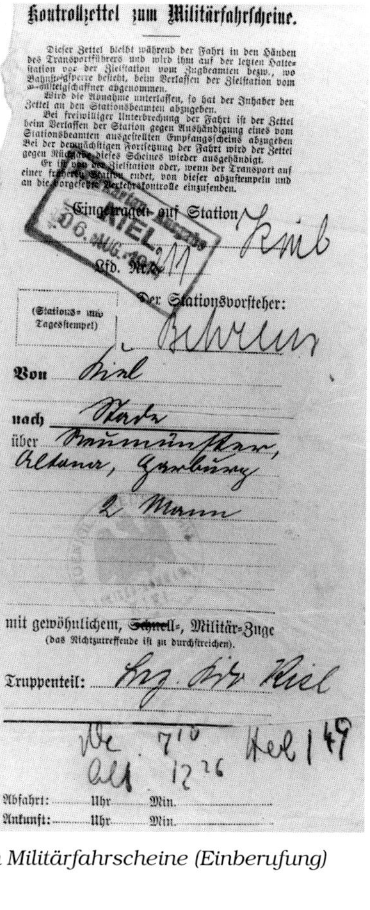

Kontrollzettel zum Militärfahrscheine.

Dieser Zettel bleibt während der Fahrt in den Händen des Transportführers und wird ihm auf der letzten Haltestation vor der Zielstation vom Zugbeamten bezw., wo Bahnsteigsperre besteht, beim Verlassen der Zielstation vom Bahnsteigschaffner abgenommen.

Wird die Abnahme unterlassen, so hat der Inhaber den Zettel an den Stationsbeamten abzugeben.

Bei freiwilliger Unterbrechung der Fahrt ist der Zettel beim Verlassen der Station gegen Aushändigung eines vom Stationsbeamten ausgestellten Empfangsscheins abzugeben. Bei der demnächstigen Fortsetzung der Fahrt wird der Zettel gegen Rückgabe dieses Scheines wieder ausgehändigt.

Er ist von der Zielstation oder, wenn der Transport auf einer früheren Station endet, von dieser abzustempeln und an die vorgesetzte Verkehrskontrolle einzusenden.

Eingetragen auf Station Kiel

KIEL 06. AUG. 19

Lfd. Nr. 211

(Stations- und Tagesstempel)

Der Stationsvorsteher:

Von Kiel

nach Stade

über Neumünster, Altona, Harburg

2 Mann

mit gewöhnlichem, ~~Schnell~~-, Militär-Zuge
(das Nichtzutreffende ist zu durchstreichen).

Truppenteil: Erg. Abt. Kiel

Abfahrt: .... Uhr .... Min.
Ankunft: .... Uhr .... Min.

Abb. 27: Kontrollzettel zum Militärfahrscheine (Einberufung)

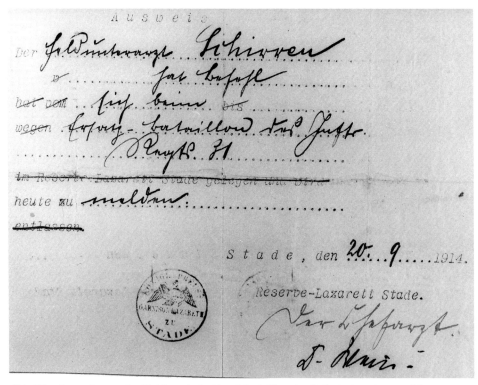

Abb 28: Ausweis zwecks Meldung beim Ersatzbataillon des Infanterieregiments 31

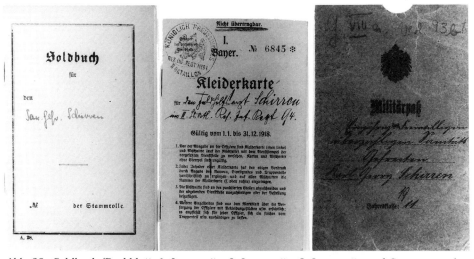

Abb. 29: Soldbuch (Deckblatt, 1. Innenseite, 2. Innenseite, 3. Innenseite und Coupons zu dem Soldbuch Kleiderkarte und Militärpaß

Im Abschnitt Honnecourt

3. Kompagnie:
stellv.KF.: Lt. d. R. Starkloff
Lt. d. R. Knopf
Feldwlt. Selle
KompFeldw.: Feldw. Sacher

4. Kompagnie:
stellv.KF.: Lt. d. R. Ganß
Lt. d. R. Marx
Lt. d. R. Hagelganz
Lt. d. R. Winkhaus
KompFeldw.: Feldw. Körner

1. MGK.:
KF.: Lt. d. R. Marre
Lt. d. R. Brandt
OffzStellv. Riebe
KompFeldw.: Feldw. Hartung

II. Bataillon:
BatlsKdr.: Hptm. Willke
Adjutant: Lt. d. R. Hüttmann
VerpflOffz.: Lt. d. R. Moser
Regts.- und BatlsArzt: Stabsarzt d. L. Dr. Oloff
Unterarzt Schirren

Zahlmeister Vocke

5. Kompagnie:
KF.: Oblt. a. D. Zahn
Lt. d. R. Schrumpf
Lt. d. R. Seugling
Lt. d. R. Henken, Regts.-
Erkundungs-Offz.
KompFeldw.: Feldw. Schaaf

6. Kompagnie:
KF.: Lt. d. R. Wagner
Lt. Gröschner
Feldwlt. Schollain
KompFeldw.: Feldw. Phieler

7. Kompagnie:
stellv.KF.: Lt. d. R. Schreiber
Lt. d. R. Burmester, Führer
der MWAbt.
Feldwlt. Bähr
KompFeldw.: Feldw. Edler

8. Kompagnie:
KF.: Lt. d. R. Debus
Lt. Rulf
Lt. d. R. Müller
Lt. d. R. Schmidt
KompFeldw.: Feldw. Trommer

2. MGK.:
stellv.KF.: Lt. d. R. Graff
Lt. d. R. Heyne
OffzStellv. von Roden
KompFeldw.: Feldw. Müller

Abb. 30: Auszug aus den Kriegsakten des Reserveinfanterieregiments 94 im Weltkrieg 1914/18 „Offiziersstellenbesetzung am 1. April 1917

Aus dem Jahre 1952 ist die Kopie eines Kondolenzbriefes an die Witwe des Bataillonkommandeuers des I. Bataillons, Hauptmann der Reserve de Chapeaurouge aus Hamburg erhalten, in welchem er über die Zeit 1914/18 schreibt: „Da habe ich Ihren Mann noch nach 1918 nur einmal kurz auf einem Regimentstag der 94er gesehen, aber die mehr als drei Jahre gemeinsamer Zugehörigkeit zum RiR 94 haben mir einen so unvergeßlichen Eindruck von seiner Persönlichkeit hinterlassen, daß es mir ein Bedürfnis ist, Ihnen zu schreiben. Ich kam zum Regiment im Jahre 1915, als Ihr Mann noch die 2. Kompanie führte und habe ihn dann auch nach dem Tode des Freiherrn von Münchhausen als Kommandeur des I. Bataillons erlebt. Ich war damals blutjunger Arzt, aber der Blick für die Gerechtigkeit und die Fürsorge, die diesen Offizier beseelte, ging mir nicht ab. Und ich weiß aus Erfahrung, wie sehr ihn damals seine Leute gerade wegen dieser Eigenschaften geliebt und verehrt haben. Ich habe Ihren Mann in guten und in schwersten Stunden damals nie seine Ruhe und seine Haltung verlieren sehen, auch in der größten persönlichen Gefahr nicht. Und wenn ich später seinen Namen las, habe ich mich dieser Augenblicke stets voll Stolz erinnert. Das ist nun bald 40 Jahre her und von den Damaligen sind die meisten tot. Dr. Ernst Lincke in Hamburg ist der Einzige, mit dem ich noch Verbindung habe."

An Hauptmann Willke, seinen alten Bataillonskommandeur aus dem Jahre 1917, schreibt er im Jahre 1966: „In treuem Gedenken an den Tag von

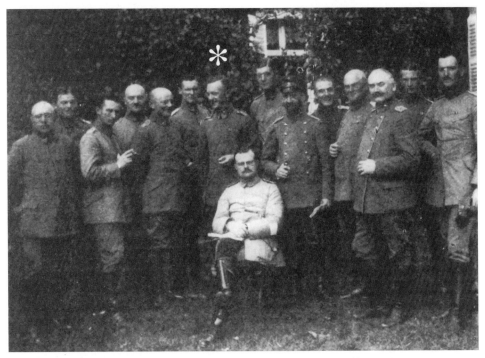

Abb. 31: Abbildung „Offiziere des II. Bataillons" September 1917 x = Feldhilfsarzt Schirren

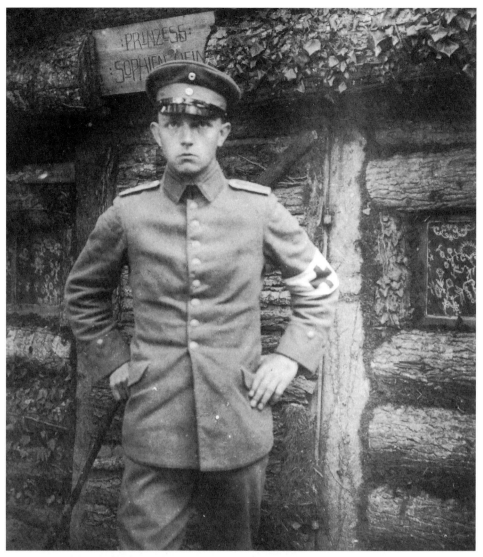

Abb. 32: CGS (1) als Feldunterarzt

Cumières (Mai 1916), der sich übermorgen zum 50. Male jährt, sende ich Ihnen die besten Grüße und Wünsche, wie schon so oft und eigentlich nur unterbrochen durch den letzten Krieg. Nachdem sich nun auch Hauptmann Lincke zur großen Armee begeben hat, sind Sie der Letzte, mit dem ich noch Connex habe aus der Zeit von damals. Um so enger wird der geistige Zusammenhalt mit all den längst heimgegangenen Kameraden und öfter als früher sitze ich über der Regimentsgeschichte unserer 94er und den Karten unserer Kampfhandlungen 1914 bis 1918. Und dann sehe ich auch Sie stets vor mir mit Ihrem Kaffee double und der unvermeidlichen Zigarre".

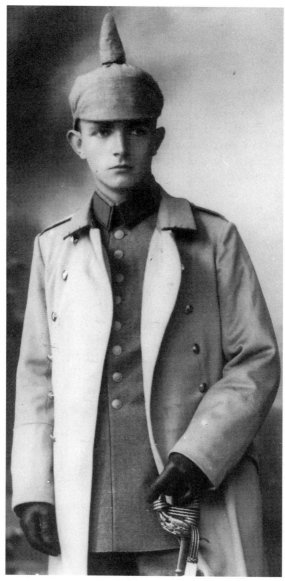

Abb. 33: CGS (1) in der Ausgehuniform als Feldunterarzt

1916 wurde er Feldunterarzt. Für seinen Einsatz an der Front wurde er mit dem Eisernen Kreuz II und Eisernen Kreuz I ausgezeichnet; er hat diese Orden später bei offiziellen Anlässen mit berechtigtem Stolz getragen.

Ein Bericht des Berliner Anzeigers (Abendausgabe) vom 21.6.1916: „Bei den Siegern von Cumières. Von unserem nach dem westlichen Kriegsschauplatz entsandten Kriegsberichterstatter Karl Rosner" finden sich unter anderem folgende Bemerkungen:

„Eine Anzahl tapferer Männer, die sich bei diesen Kämpfen besonders auszeichnen, verdient es auch hier besonders genannt zu werden. Da ist der Unterarzt Schirren, der, als nun nach der Besetzung des Dorfes Cumières eine wahre Hölle unter den fremden Feuern wurde, am lichten Tag und inmitten dieser Eisenhagel einen Lazarett-Unterstand zwischen den Trümmerresten einrichtete."

Während der Zeit 1933 bis 1945 war C.G.S. zunächst noch in seinem Amt als Vorsitzender der Ärztekammer und der Kassenärztlichen Vereinigung tätig, mußte den Kammervorsitz allerdings im Jahre 1934 aufgeben, da er kein Parteimitglied war. Er wurde dann später in seine frühere Funktion wieder eingesetzt und hat sie bis zu seiner Einberufung zur Wehrmacht am 26.8.1939 weiter wahrgenommen.

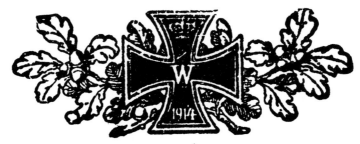

Das Eiserne Kreuz 1. Klasse haben erhalten:

Feldhilfsarzt Karl-Georg Schirren, Sohn des Sanitätsrats Dr. Schirren in Kiel.

Offizier-Stellvertreter und Flugzeugführer Bruno Hilbert, Sohn von E. Hilbert, Fährstraße 42.

Postassistent Leutnant der Res Clausen, Steinbergkirche.

Leutnant Willi Scheel, in Burg a. F.

Das Eiserne Kreuz 2. Klasse haben erhalten:

Joh. Köhler, Hadersleben.

Briefträger Johannes Stolzenheim, Flensburg.

Abb. 34: Notiz über Auszeichnungen an Schleswig-Holsteiner Soldaten

In dem Rahmen des sozialen Engagements von C.G.S. (1) innerhalb der Ärzteschaft setzte er als Nachfolger von Johann Lubinus dessen Ideen in praxi fort und entwickelte für die Witwen schleswig-holsteinischer Ärzte eine jährliche gesellschaftliche Veranstaltung mit Begegnung und Ausfahrt, um auf diese Weise den nach dem Tode ihrer Männer alleinstehenden Frauen seitens der überlebenden Kollegen die auch weiterhin vorhandene Bindung zum Ausdruck zu bringen. Gerade diese Veranstaltungen wurden allerseits mit großer Dankbarkeit aufgenommen, wie er Jahrzehnte später noch zu berichten wußte.

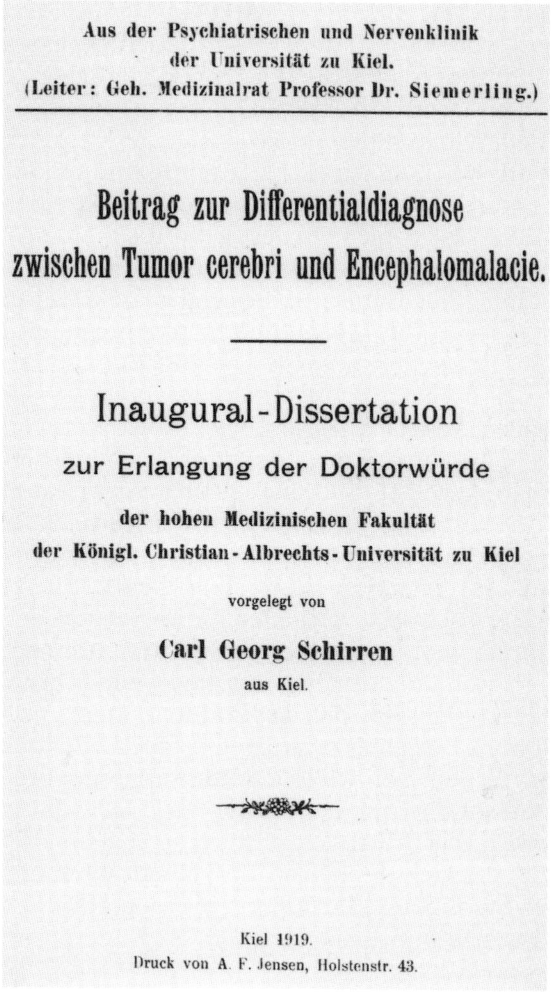

> Aus der Psychiatrischen und Nervenklinik
> der Universität zu Kiel.
> (Leiter: Geh. Medizinalrat Professor Dr. Siemerling.)
>
> ## Beitrag zur Differentialdiagnose zwischen Tumor cerebri und Encephalomalacie.
>
> ### Inaugural-Dissertation
> zur Erlangung der Doktorwürde
>
> der hohen Medizinischen Fakultät
> der Königl. Christian-Albrechts-Universität zu Kiel
>
> vorgelegt von
>
> **Carl Georg Schirren**
>
> aus Kiel.
>
> Kiel 1919.
> Druck von A. F. Jensen, Holstenstr. 43.

Abb. 35: *Inaugural-Dissertationsarbeit von C.G.S. 1919*

In gleichem Sinne versuchte er, den Witwen verstorbener Kollegen mit Rat beizustehen, wie aus den Kopien einer größeren Anzahl von Kondolenzbriefen hervorgeht, die sich im Nachlaß fanden. Hier bringt er immer wieder die persönlichen Beziehungen zu den Verstorbenen und zu deren Wirken als Arzt zum Ausdruck, um damit deutlich zu machen, daß er sich auch ohne eine offizielle Funktion in der Ärzteschaft nach wie vor in der Verantwortung weiß, die für ihn nicht an ein Amt gebunden war. Sichtbares Zeichen dafür, daß dieses Verhalten von seinen Gesprächspartnerinnen dankbar aufgenommen wurde, ließ sich immer wieder an sogenannten runden Geburtstagen feststellen, auf die im allgemeinen in den Kieler Nachrichten hingewiesen wurde, wenn seitens der Bevölkerung viele Glückwünsche persönlich überbracht bzw. schriftlich gesandt wurden.

Als er aufgefordert wurde, sich als HJ-Arzt zur Verfügung zu stellen, nahm er diese Aufgabe gerne wahr, zumal er sich auch bereits vorher aufgrund seiner ärztlichen Berufstätigkeit als Dermato-Venerologe mit Jugendproblemen beschäftigt hatte und zum Beispiel Vorträge über Sexualität und Geschlechtskrankheiten in Schulen und vor Jugendverbänden gehalten hatte. Er war zunächst für den Bereich Kiel zuständig und organisierte hier sogenannte Feldscherkurse, in welchen Jungen und Mädchen in Erster Hilfe ausgebildet wurden. Als er nach einiger Zeit mit der Verselbständigung von Schleswig-Holstein, das bis dahin mit Hamburg eine Organisationseinheit gebildet hatte, auch das Gebiet SchleswigHolstein verantwortlich übernahm, übertrug er die in Kiel gemachten Erfahrungen auf das ganze Land, einschließlich der Feldscherkurse. Es gelang ihm auf diese Weise, jede größere Einheit der damaligen Jugendorganisation innerhalb kurzer Zeit mit der notwendigen Ausstattung von eigenen Kräften zu versehen, die in Erster Hilfe ausgebildet waren und dementsprechend bei Fahrten und in Lagern verantwortungsvolle Funktionen wahrnehmen konnten. Diese Feldscherkurse wurden von jungen Assistenten der Kliniken, klinischen Semestern der Universität Kiel und von niedergelassenen Ärzten nach einem einheitlichen Schema durchgeführt, das sich an dem kleinen Buch von Friedrich von Esmarch.... orientierte. Er selbst nahm bei diesen Feldscherkursen eine Kontrollfunktion wahr, in dem er diese Kurse unangemeldet besuchte und im übrigen während der Jugendlager im Sommer per Fahrrad die Zeltlager aufsuchte, um sich von den gesundheitlichen Voraussetzungen zu überzeugen und zum Beispiel bei Auftreten einer Infektionskrankheit das Lager sofort zu schließen; das erfolgte unter anderem auch dann, wenn die Wetterlage zu schlecht oder der Lagerplatz falsch gewählt und dementsprechend zu feucht war. Das führte gelegentlich zu erheblichen Differenzen mit der Lagerführung, die sich derartigen Entscheidungen mit dem Argument entgegenzustellen versuchte, „die Jungen müssen abgehärtet werden". Seine Position garantierte ihm jedoch, daß er sich stets durchzusetzen vermochte.

Er hat in dieser Tätigkeit stets eine wichtige Aufgabe für die Jugend gesehen und diesen Gesichtspunkt auch anläßlich der Spruchkammerverhandlung zwecks Entnazifizierung im Jahre 1945 mit dem Hinweis vertreten, daß er im Grunde genommen für diese Tätigkeit einen Orden bekommen müßte, weil er sich darum bemüht habe, Schaden von der Jugend abzuwenden. Die Entnazifizierungskammer hat ihn als Mitläufer eingestuft, die damaligen Spruchkammerakten sind im Landesarchiv nicht mehr erhalten.

Man muß seine Arbeit in der H.J., in welcher ab 1936/37 die Mitgliedschaft für alle Jungen und Mädchen zwischen zehn und 18 Jahren obligatorisch war, einmal vor dem Hintergrund sehen, daß er auf diese Weise einer Parteimitgliedschaft ausweichen konnte, in die man ihn oft gedrängt hatte; seine bisherige prominente Stellung in der Selbstverwaltung der Ärzteschaft (Kieler Ärzteverein, Kassenärztliche Vereinigung und Ärztekammer) wies ihn dafür quasi besonders aus. Er hat alle derartigen Vorstöße jedoch immer wieder mit dem Hinweis auf seine H.J.Tätigkeit beantwortet, ohne daß ihm daraus etwa ein Nachteil erwachsen wäre. Zum anderen war diese Arbeit für ihn als Vater von damals sechs Kindern geradezu eine Verpflichtung, um über das Wohl auch der eigenen Kinder wachen zu können. Sein Hauptinteresse lag also auf der gesundheitlichen Betreuung der Jugend, wobei er hinsichtlich einer körperlichen Ertüchtigung die gleichen Grundsätze vertrat, wie sie von der H.J.-Organisation in Schleswig-Holstein praktiziert wurden. Daß die von ihm vertretenen Ideale in vielen jungen Menschen auf einen fruchtbaren Boden fielen, mag man daraus ersehen, daß er nach dem Ende des II. Weltkrieges von früheren Feldscheren, die er ausgebildet hatte, und von anderen Angehörigen der H.J. in seiner Praxis oder in der Wohnung aufgesucht wurde, um mit ihm zu sprechen und Dank zu sagen für die Orientierungshilfen, die er ihnen seinerzeit durch Wort und Tat gegeben hatte.

Während der Vorstandstätigkeit im Ärzteverein und in der Ärztekammer organisierte er viele Fortbildungsveranstaltungen selbst. So fand zum Beispiel ein Vortrag von E. Gubisch über das Thema „Hellsehen und Telepathie im Lichte wissenschaftlicher Erkenntnis" vor dem Kieler Ärzteverein statt, an dem etwa 700 Teilnehmer aus allen Kreisen der Bevölkerung teilnahmen. Niemand dieser Teilnehmer wußte, daß der Vortrag einer Bekämpfung des Hellseherschwindels dienen sollte. Nach einer Reihe von praktischen Beispielen fragte der Vortragende Gubisch, wer von der Echtheit seiner übersinnlichen Fähigkeiten und den okkulten Phänomenen überzeugt sei; 70 Prozent bejahten dies und bewiesen damit, daß auch sie dem Schwindel zum Opfer gefallen waren, der mit dem Hellsehen getrieben wurde.

Am 26. August 1939 erhielt C.G.S. (1) seine Einberufung zur Luftwaffe nach Wismar. Beim Abschied von seiner Frau sagte er: „Ich bin in wenigen Wochen wieder hier oder es dauert vier bis fünf Jahre!" Er wurde Chef einer Luftwaffen-Sanitätsbereitschaft und war bis zum Einfall in Rußland auf verschiedenen Stationen im Reichsgebiet eingesetzt. Dann führte ihn der Weg seiner Einheit über Rumänien und Süd-Rußland bis in den Kaukasus, von wo er dann auch den Rückzug mit seiner Einheit begleitete. Wegen einer Hepatitis mit starkem Ikterus wurde er 1942 in die medizinische Klinik Würzburg eingeliefert und hat hier mehrere Wochen gelegen, um anschließend wieder an die Front zu gehen. Jetzt kam er allerdings an die Nordfront, und zwar nach Dünaburg, d.h. dorthin, von wo sein Großvater mit der Familie 1869 vor der Inhaftierung durch die russische Regierung ins Reichsgebiet floh. Das Kriegsende fand ihn beim Luftwaffenkommando in Schleswig mit Internierung im Internierungslager Ostholstein, von wo er Kontakte zur Familie aufnehmen konnte, die – in Kiel ausgebombt – in Preetz untergekommen war.

Aus den letzten Kriegswochen in Schleswig berichtet er, daß er vom Luftgauarzt wegen einer von ihm angeordneten Maßnahme mit den Worten kritisiert worden sei: „Da kann ja Hinz und Kunz kommen und einen solchen Blödsinn anordnen!" Seine Antwort lautete: „Bitte Herrn Luftgauarzt zur Kenntnis nehmen zu wollen, daß ich weder den Hinz noch den Kunz auf mich beziehe!" und verließ den Raum.

In seiner Sanitäts-Bereitschaft war C.G.S. (1) ein Vorgesetzter, der strikt auf der Einhaltung der Vorschriften und der von ihm getroffenen Anordnungen bestand und dadurch naturgemäß für sogenannte Abweichler ausgesprochen unbequem war. So wird aus der Zeit der Stationierung in Bukarest berichtet, daß sein für das Offizierskasino während der Mittagszeit ausgegebene Rauchverbot immer wieder zu Schwierigkeiten führte, da ein Teil der Sanitätsoffiziere sich nicht daran halten wollte. Das betraf auch den Ausschank von Alkohol. Als C.G.S. (1) von einem Heimaturlaub zurückkehrte, erfuhr er, daß in der Zwischenzeit jeweils mittags durchgespielt wurde: „Wenn Schirren auf Urlaub ist"; dazu waren alle bisher getroffenen Anweisungen des Bereitschaftskommandeurs in bezug auf Rauchen und Alkohol außer Kraft gesetzt worden. Und man amüsierte sich dabei köstlich. Diese Informationen erhielt er nicht etwa aus dem Kreis der Bereitschaftsangehörigen, sondern er konnte sich persönlich davon überzeugen, als er überraschend, das heißt ohne Vorankündigung, aus dem Urlaub zurückkehrte. Wie er später berichtete, hat er darüber herzlich gelacht.

Viele der Mitteilungen von C.G.S. (1) beschäftigen sich mit einem Rückblick auf die Vergangenheit. Das betrifft sowohl Essays zur Kieler Stadtgeschichte als auch Anmerkungen zur Familiengeschichte. Sie stellen Einzelbeiträge dar und sind in ihrer Art durchsetzt von Zitaten aus der Literatur. Den Bitten aus der Familie, aufgrund seiner eigenen Erinnerungen für die nachkommenden Generationen eine Familiengeschichte zu schreiben, hat er sich stets ablehnend gegenüber verhalten. Vieles von dem, was er persönlich erlebt oder erfahren hatte, mußte auf diese Weise verloren gehen.

Im Alter von 86 Jahren schrieb er in den Dermatologischen Mitteilungen, einem Informationsblatt des Berufsverbandes der deutschen Dermatologen, einen Beitrag unter dem Titel *„Bewegte Rückschau auf 63 Jahre erlebter Dermatologie"*, der nachstehend wiedergegeben werden soll, um die ganze Breite seines beruflichen Wirkens darzustellen.:

„Wer lange lebt, hat viel erfahren; ich habe schon in meinen Wanderjahren..." in der Zeit vor dem ersten Weltkrieg durch meinen Vater frühzeitig einen Einblick in die Dermatologie erhalten, die mich schon damals ebenso fesselte, wie 40 Jahre später drei meiner vier Söhne.

Die lebendige Erinnerung an die Epoche meiner Lehrjahre in Berlin nach dem ersten Weltkrieg mit so bedeutenden Dermatologen wie A. Buschke und dem so chevaleresken und in seiner Umgebung wie ein Grandseigneur wirkenden, leider viel zu früh vollendeten G. Arndt, bei dem ich damals H. Gottron am Beginn seiner glanzvollen Laufbahn kennenlernte sowie die Zusammenarbeit mit meinen Conassistenten E. Sklarz und E. Langer, bei Buschke, seinen späteren Oberärzten und die mehr als 50jährigen Erfahrungen in der eigenen Praxis lassen nicht nur erkennen, welche großen Fortschritte die Dermatologie in diesen 60 Jahren gemacht hat, sondern ebenso, wie sehr sich die Stellung des Arztes seitdem in der Öffentlichkeit grundsätzlich gewandelt hat. Als sich mein Vater 1890 in Kiel als erster Hautarzt Schleswig-Holsteins niederließ, gab es in Kiel bei einer Zahl von 51.000 Einwohnern 98 Ärzte. Von ihnen waren 36 Ärzte in eigener Praxis tätig, 38 in den Universitätskliniken und dem Städtischen Krankenhaus und 36 bei der Marine und den 85ern. Der niedergelassene Arzt hatte also im Schnitt 1.417 Einwohner zu versorgen. Wie hat sich das inzwischen geändert! Wie sind inzwischen die Ansprüche der Öffentlichkeit und der Patienten an uns Ärzte gestiegen! Wie gering war damals noch der Anteil der durch die kaiserliche Botschaft vom 17. Januar 1881 der gesetzlichen Krankenversicherung angehörenden Bevölkerung, der sich in der Praxis meines Vaters auf etwa fünf Prozent der Patienten belief und einnahmemäßig eine ganz untergeordnete Rolle spielte!

Von den 1890 im Reichsmedizinalkalender aufgeführten Ärzten finden sich heute im Arztregister für Kiel nur noch vier Namen. Die Namen der anderen sind der Vergessenheit anheimgefallen, ja, selbst wo ihre Namen noch die Straßenschilder zieren (wie zum Beispiel Bartels (übrigens ein Großonkel von mir), Esmarch, Heller und Quincke), weiß von den Bewohnern der Straße kaum jemand von ihnen oder gar von der Bedeutung, die sie einst gehabt haben.

„Gestaltlos schweben umher in Persephoneias Reiche, massenweis Schatten von Namen getrennt".

Meine erste bewußte Berührung mit der Dermatologie war im Jahre 1896 ein Besuch von O. Lassar, in dessen Klinik für Hautkrankheiten in Berlin mein Vater in den 80er Jahren seine Fachausbildung erhalten hatte und in der ich selbst 30 Jahre später bei dessen Nachfolgern A. Isaac und M. Friedländer mir meine ersten dermatologischen Sporen erwarb. Lassar, dessen Hobby es war, Kinderbücher zu verfassen, hatte mir ein solches Buch mitgebracht. Er starb 1907 an den Folgen einer septikämisch infizierten Quetschwunde, die er sich beim Fall von dem von ihm selbst geleiteten Viererzug, mit dem er in seine Klinik zu fahren pflegte, zugezogen hatte. O tempora, o mores!

Durch die Initiative von Lassar, der 1894 die „Dermatologische Zeitschrift" gegründet hatte, als deren Nachfolgerin man wohl den von A. Marchionini 1949 gegründeten und zusammen mit meinem Marburger Sohn während dessen Münchener Zeit redigierten „Hautarzt" ansehen darf, gedieh die vorher nur in bescheidenem Maße beachtete Dermatologie zu vorher ungeahnter Bedeutung.

Nach dem Beginn meines Medizinstudiums pflegte mich mein Vater, der seine Praxis mit Badeabteilung und einem Röntgen-Finsen- und Eisenlichtinstitut in unserem Haus am Schloßgarten 13 ausübte, bereits als Vorkliniker bei Bestrahlungen und Behandlungen, bei denen eine Assistenz wünschenswert war, hinzuzuziehen. So durfte ich zum Beispiel bereits 1912 bei der Behandlung mit dem 1909 von Ehrlich erfundenen Alt-Salvarsan, das nach anfänglicher, aber zu schmerzhafter i.m. = Injektion in einer Verdünnung von ca. 200 ccm Aqua dest. und nach tropfenweisem Zusatz von Natronlauge als intravenöse Infusion gegeben wurde, ihm zur Hand zu gehen.

Wie verbreitet die Syphilis damals noch war, konnte mein Vater in einer im Auftrag des Kieler Ärztevereins im Jahre 1903 durchgeführten Statistik, an der sich fast alle Kieler Ärzte beteiligten, zeigen, nach der bei einer Zahl von 164.408 Einwohnern nicht weniger als 920 Personen, also 0,6 Prozent, an einer frischen Lues erkrankt waren. Heute tritt die Syphilis sehr viel seltener auf, ist allerdings im Begriff, nach Aufhebung des § 175, bei Homophilen zuzunehmen. Wie gewaltig der Fortschritt im Kampf gegen diese Seuche ist, zeigt, daß mein Vater, der sich in seinen Liquidationsformularen anfangs noch als „Arzt für Hautkrankheiten und Syphilis" bezeichnete, in seiner Praxis im Jahre 1898 unter 1.000 Patienten nicht weniger als 180 Syphilitiker hatte, von denen sich drei Prozent extragenital infiziert hatten.

Kaum glaublich sind die Erfolge der modernen Behandlung der Gonorrhoe, wenn man sie mit der grauenhaften örtlichen Behandlung der Vergangenheit vergleicht. Hatte noch 1920 Buschke die Ansicht vertreten, daß die Gonorrhoe „nicht heilbar" sei, wenn sie nicht von selbst heilen wolle, und hatte der unvergessene J. Vonkennel, der zu Beginn des zweiten Weltkrieges die ärztliche Versorgung meiner Patienten übernommen hatte, zusammen mit J. Kimmig 1938 durch die Einführung der Sulfonamide die örtliche Behandlung fast überflüssig gemacht, so wurde schließlich durch das Penicillin die Acquisition einer Gonorrhoe fast zeitraubender als ihre Beseitigung, und die bei der Gonorrhoe früher häufigen Komplikationen (32,2 Prozent bei Männern und 28,2 Prozent bei Frauen nach obiger Statistik) gehören nach Einführung des Penicillin in die Therapie heute zu den größten Seltenheiten, da die Gonorrhoe ja jetzt nicht mehr mit Einspritzungen, Spülungen, Massagen, Dehnungen usw. behandelt wird, welche die Komplikationen iatrogen erst verursacht haben. Eine erstaunliche Bestätigung der von meinem Vater 1903 geäußerten Ansicht, daß diese Komplikationen „vornehmlich eine Folge der zu scharfen örtlichen Behandlung" sein würden!

Große Fortschritte hat die *Dermatoröntgentherapie* seit jener Zeit gemacht, als mein Vater sich im Jahre 1904 einen Röntgenapparat der damals führenden Firma Reiniger, Gebbert und Schall anschaffte. Da hing die Röntgenröhre ohne jeden Kasten und Verkleidung am Holzarm eines Stativs frei im Raum, ohne Tubus und ohne jeden Schutz für den bestrahlenden Arzt,

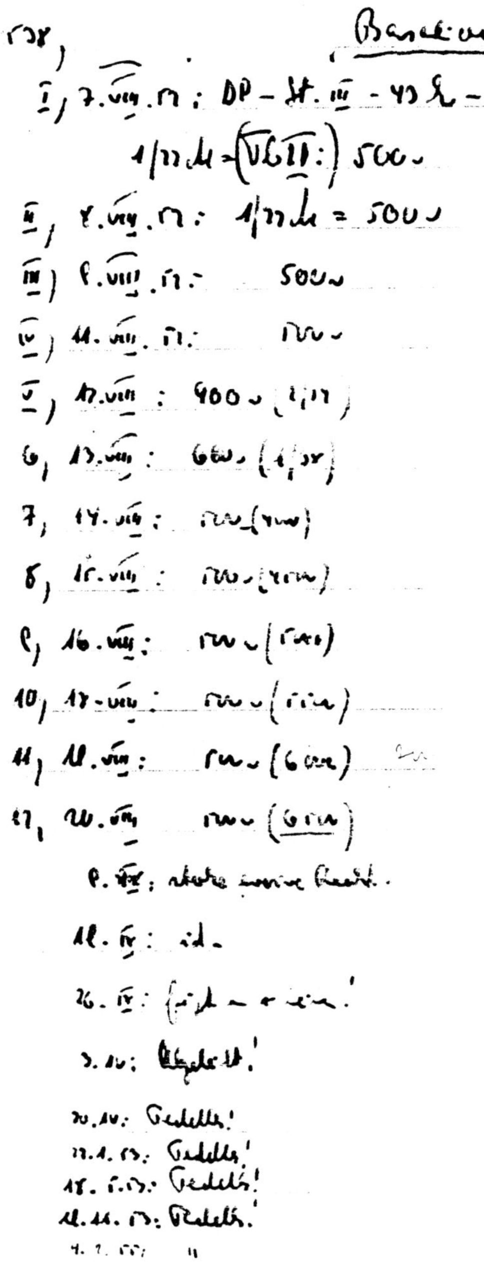

	500 r
	500 r
	500 r
	500 r
	400 r (2.400 r)
	600 r
	500 r
	500 r
	500 r
	500 r
	500 r
	500 r (6.500 r)
	starke erosive Reaktion
	idem
	fängt an zu nässen!
	abgeheilt
	Tadellos
	Tadellos
	Tadellos
	Tadellos

Abb. 36: Kopie mit Leseabschrift aus dem Strahlenjournal der Praxis Schirren von Seite 83

und wenn die Spannung zu stark wurde, dann blitzte und knatterte es höchst lustig zwischen den Polen der parallelen Funkenstrecke. Damals wurde rein empirisch und ohne eine Dosierung mit Hilfe der später üblichen Sabouraud-Noiré-Tablette in vielen Einzelsitzungen und mit niedrig gespannten, ungefilterten Strahlen bestrahlt und die Erfolge beim Haut-Carzinom waren mit 55 bis 60 %iger Heilung besser, als später bei einer einzigen hochdosierten Bestrahlung mit gefilterten, hochgespannten Strahlungen, bei der die Heilerfolge auf 15 bis 20 Prozent zurückgingen.

Heute sind wir mit der Einführung der die ganze Dermatoröntgentherapie

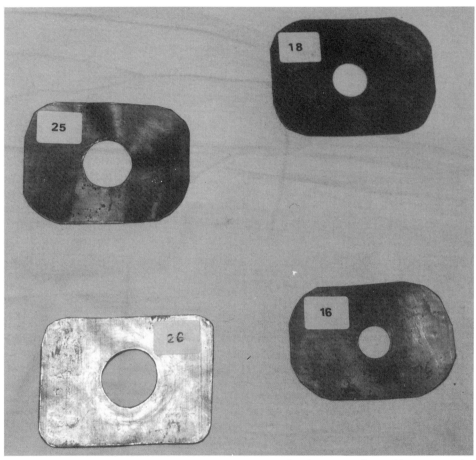

Abb. 37: Wiedergabe von vier verschiedenen Bleiplatten für die Röntgenbestrahlung von malignen Tumoren der Haut mit einem zentralen Ausschnitt entsprechend der Tumorgröße und mit einer Nr., die für den betreffenden Patienten zutreffend ist und eine Wiederauffindung erleichtert.

umwälzenden Weichstrahlen aus berylliumgefensterten Röhren bei einem Spannungsbereich zwischen zehn und 50 kv im Prinzip, wenn auch in höchst vervollkommenster Weise, zur Methode der Väter zurückgekehrt und bestrahlen den Hautkrebs wieder mit geringer Spannung und schwacher Filterung und teilen die Gesamtdosis wieder in kleinere Einzeldosen auf. Damit bringen wir, statt wie vorher bei der harten Strahlung nur ein Prozent der Dosis, jetzt durch den steilen Abfall der Strahlen 20 bis 25 Prozent an den Krankheitsherd heran mit einem Heilerfolg von jetzt 95 Prozent.

Brauchte man zudem vorher für die Grenzstrahl-, Oberflächen- und Chaoulsche Nahbestrahlung drei verschiedene Apparate, können wir heute mit einem einzigen, narrensicheren Gerät in geradezu idealer Weise uns der Tiefenausdehnung jedes einzelnen Falles anpassen.

Wenig bekannt sind die Erfolge der Röntgenweichstrahltherapie bei dem Morbus Dupuytren und bei der Induratio penis plastica, falls diese Fälle frühzeitig, d.h. bei einer Induratio penis plastica vor der Ablagerung von Kalk und bei dem Dupuytren vor dem Auftreten einer Kontraktur bestrahlt werden. In diesen Fällen lohnt sich stets vor der Operation oder der Injektion einer Triamcolon-Suspension die Durchführung einer Bestrahlung, da diese in etwa zwei Drittel der Fälle zu einer Besserung und zum Stillstand des Prozesses führt.

Wer es nicht selbst erlebt hat, wie grauenvoll die Behandlung des Lupus vulgaris, der Tuberkulose der Haut, in früheren Zeiten gewesen ist, kann sich kaum vorstellen, wie sehr die unglücklichen Lupuskranken, um so unglücklicher, je ausgedehnter der Lupus war, unter den Pyrogallusätzungen oder dem Ausbrennen der Knötchen mit dem Paquelin, einem durch ein Gebläse glühend gemachten Platinstift oder mit einer elektrischen Schlinge zu leiden hatten, ohne daß es immer gelang, dem unaufhaltsamen Fortschreiten des Lupus Einhalt zu gebieten. Hatte in den 20er Jahren Gerson mit einer salzlosen Diätbehandlung, der sogenannten Gersondiät, aus der dann bald eine Hermannsdörfer-Sauerbruch-Gerson-Diät wurde, die erste Bresche in die äußere Behandlung gelegt mit ganz beachtlichen, wenn auch nicht von allen anerkannten Erfolgen, und wurde nach dem letzten Kriege durch die perorale Vitamin-D-Behandlung Charpie's und Jordan's ein noch besserer Erfolg erzielt, so können wir heute mit dem Tuberkulostaticum INH (Isonikotinsäurehydracid) ohne örtliche Behandlung den Lupus vulgaris und die Tuberkulose der Haut in der überwiegenden Zahl der Fälle in absehbarer Zeit völlig schmerzlos beseitigen.

Unvergeßlich ist mir die vor allem um das Kriegsende 1918/1919 stark gehäuft auftretende *Sycosis parasitaria*, die den ganzen Bereich des Bartes ergreifende und verunstaltende Bartflechte, die heute zu den größten Seltenheiten gehört. Zwar konnten wir diese Trichophytia profunda damals heilen. Aber welche Mühe und welcher Aufwand gehörte dazu! Mußte doch die ganze Bartgegend täglich für eine Stunde mit einer aus zehn Prozent Naphtol, 50 % Sulf. praecipitat und grüner Seife und Vaseline $\overline{aa}$ ad 100 bestehenden Paste, der von O. Lassar erfundenen Schälpaste, eingepastet werden, bis sich nach einigen Tagen die Haut in Fetzen und mit ihr die mit den Hautpilzen infizierten Haare abziehen ließen. Es war eine heroische Methode, die vom Kranken damals durch ihre Schmerzhaftigkeit und Dauer große Geduld und Beharrlichkeit erforderte. Wie einfach und schnell wirksam ist demgegenüber die heutige orale Behandlung mit dem Griseofulvin, mit dem wir alle durch Dermatophyten verursachten Mykosen der Haut und der Nägel heilen können.

Einen kaum faßbaren Fortschritt bedeutet die moderne Behandlung des *Ulcus cruris varicosum*, das früher als „crux medicorum" galt und Bettruhe oder sogar Klinikaufenthalt notwendig machte. Das ist heute alles vorbei, seitdem Sigg, ein ebenso genialer wie bescheidener praktischer Arzt in der Schweiz mit internationalem Ruf in Weiterentwicklung des alten Fischerschen Verbandes den plastischen Gehstützverband eingeführt hat. Mit diesem Kompressionsverband ist es heute möglich, den Ulcuskranken, wenn das Ulcus venösen Ursprungs ist, unter vollem Erhalt seiner Arbeitsfähigkeit und ohne einen einzigen Tag Bettruhe oder gar Klinikaufenthalt nicht innerhalb weniger Tage von seinen oft unerträglichen Schmerzen durch schnelle Beseitigung des Ödems und der thrombophlebitischen Entzündung in den kleinsten Venen der Umgebung des Ulcus zu befreien, sondern auch das Ulcus selbst in verhältnismäßig kurzer Zeit zum Verschluß zu bringen. Durch die Bemühungen der 1957 in Frankfurt am Main durch ca. 20 Ärzte der Praxis gegründeten „Deutschen Gesellschaft für Phlebologie", die heute über 500 Mitglieder, darunter ca. 50 Professoren und Dozenten, umfaßt, beginnt diese Methode sich endlich durchzusetzen. Das gleiche gilt für die durch diese Gesellschaft propagierte Verödung der Varicen, die in der Hand des Erfahrenen ohne Operation und Stripping, die nur sehr wenigen Fällen vorbehalten bleiben sollten, und ohne Arbeitsunfähigkeit und Krankenhausaufenthalt mit nur wenig Aufwand Wunder wirken kann.

Erstaunliche und kaum für möglich gehaltene Erfolge bringt die moderne Sklerotherapie der Hämorrhoiden nach Blond. Sie gehört zu der sich in wenigen Jahren schnell entwickelten Proctologie (Hämorrhoiden, Anitis, Proctitis, perianale Thrombose, Analfissur und Analfistel u.a.m.), so daß die obige Gesellschaft sich heute „Deutsche Gesellschaft für Phlebologie und Proctologie" nennt und auf ihren jährlichen Kongressen auch die Proctologie eingehend behandeln läßt. Beschränkte sich die Behandlung der Hämorrhoiden in früheren Zeiten auf ein rein palliatives Vorgehen mit Salben und Zäpfchen, die zwar lindern, aber nicht heilen konnten, oder wurde in manchen Fällen operativ vorgegangen, ein Eingriff, den ein einmal Operierter wohl nur ausnahmsweise ein zweites Mal über sich ergehen lassen dürfte, so können wir heute mit einem Spezial-Instrumentarium mit Hilfe gezielter Injektionen die meisten Hämorrhoiden in wenigen Sitzungen und ohne Bettruhe oder Arbeitsausfall beschwerdefrei machen und die Hämorrhoiden beseitigen. Voraussetzung für einen solchen Erfolg ist allerdings, um die bei falscher Indikation oder ungeschickter Anwendung der Methode auftretenden, manchmal recht unangenehmen Komplikationen zu vermeiden, ein individuelles Vorgehen, große Erfahrung, ein besonderes Fingerspitzengefühl und eine geschickte Hand. So berichtet Roschke, daß er „bei über 13.000 Fällen von Hämorrhoiden aller Schweregrade lediglich in drei bis vier Fällen eine stationäre Behandlung mit einem größeren chirurgischen

Eingriff für zweckmäßig angesehen habe". Bei der perianalen, höchst schmerzhaften Thrombose, bewirkt eine einfache Stichincision, die meist ohne Betäubung ausgeführt werden kann, in Sekunden Beschwerdefreiheit. Kein Wunder, daß diese moderne proctologische Injektionstherapie aus verdrossenen und gequälten Hämorrhoidariern frohe und sehr dankbare Patienten macht.

Die gleichfalls unwahrscheinlichen Erfolge der *Sulfonamide, Antihistaminica* und *Antibiotica* sind ja allgemein bekannt.

Die Erfolge, die in den letzten Jahren durch die *Hormone* der Hypophyse und der *Nebennierenrinde* in der Dermatologie mit schlagartigen, zuweilen wie ein Wunder wirkenden Besserungen, die früher unvorstellbar waren, bei schweren Kontaktdermatitiden, beim Pemphigus, bei Erythrodermien, schwerer Neurodermitis u.a.m. erreicht werden können, sollen hier nur angedeutet werden. Jedoch sind sowohl lokale wie orale Überdosierungen zu vermeiden, um es nicht zu Schädigungen, wie dem Cushingsyndrom, der Steroidakne usw. kommen zu lassen. Ferner sollten Korticosteroide niemals bei einem Ulcus der Haut, gleich welcher Art, verordnet werden, da dieses wegen der Störung der Epithelbildung durch das Hormon schlechte Heilungstendenz bekommt oder sich gar vergrößert. Hormonsalben sollten daher auf keinen Fall wie eine Hautpflegesalbe über einen längeren Zeitraum hin angewandt werden. Das wird leider sehr oft nicht von den Patienten beachtet.

Gegenüber der Vorkriegszeit haben sich die *allergischen Erkrankungen der Haut* enorm vermehrt. Mit Hilfe einer allergologischen Testung, deren Methode heute bis ins kleinste entwickelt worden ist, gelingt es in vielen Fällen, das auslösende Allergen herauszubekommen und den Kranken durch dessen Eliminierung von seinen Beschwerden zu befreien. Doch machen diese Testungen die kriminalistischen Fähigkeiten des Arztes keineswegs überflüssig, da es zuweilen nur mit ihrer Hilfe gelingt, ein selten vorkommendes Allergen zu entdecken.

Als letztes noch ein Wort über das letzte Kind der Dermatologie, die *Andrologie*, die Lehre von den Zeugungskräften des Mannes. Hier tritt leider die Impotentia coeundi sehr viel häufiger als früher in Erscheinung, und zwar vor allem bei jungen Leuten. Das gab es vor dem Kriege in diesem Alter kaum. Diese Impotenz ist in vielen Fällen, im Gegensatz zum Klimakterium virile, das auf der nachlassenden Produktion der Hormone beruht, psychogen bedingt und die Folge eines Mißbrauches oder einer Überbeanspruchung bei fehlender seelischer Reife und wird offenbar auch dadurch hervorgerufen, daß durch die Massenmedien mit ihrer Enttabuisierung und ihrer viel zu rationell betriebenen Aufklärung ein Vorgang bewußt gemacht wird, den man klugerweise sich möglichst im Unterbewußtsein abspielen läßt. Das ist vielleicht so ähnlich wie bei einem Tausendfüßler, der keinen Fuß mehr vor den anderen setzen konnte, als er veranlaßt worden war, darüber nachzudenken, wie er das eigentlich bisher mit seinen tausend Füßen gemacht habe.

Gegenüber der therapeutisch schwierigen Behandlung der Impotentia coeundi ist die Aufgabe des Andrologen bei der Impotentia generandi im höchsten Grade erfreulich und dankbar. Begnügte man sich noch vor dem Krieg in der Regel mit einem Blick ins Mikroskop, um bei Anwesenheit einiger müde durch das Gesichtsfeld schleichender Spermatozoen dem Probanden mit Überzeugungstreue zu versichern, er sei zeugungsfähig, da er ja Samenfäden aufweise, so verlangt die Andrologie heute so viele Untersuchungen, um die Fertilität festzustellen oder auszuschließen, daß die Andrologie eines Tages wahrscheinlich auch zu einem Spezialfach werden wird. Heute ist es bei einem Drittel der behandelten Fälle möglich, sei es mit hormoneller Behandlung oder auf operativem Wege, einen bis dahin infertilen und kinderlosen Mann fertil zu machen und zu Nachwuchs zu verhelfen. Und es gehört für den Andrologen zu den beglückendsten Augenblicken, wenn ein solcher Mann eines Tages, manchmal mit Tränen in den Augen, überglücklich von dem Erfolg unserer Bemühungen berichtet und damit das erlebt, was Goethe in dem Vers zum Ausdruck gebracht hat:

„Liebe, menschlich zu beglücken,
nähert sie ein edles Zwei!
Doch zu göttlichem Entzücken
bildet sie ein köstlich Drei!"

Trotz aller unbestreitbaren und bewundernswerten Fortschritte, welche der Dermatologie in den letzten Jahren vergönnt gewesen sind, ist aber die alte klassische Salbenbehandlung mit Ol. Zinc., Past. Zinc. Lassar, Ung. Dreuw., Ung. Wilkinson, Ung. diachylon Hebrae carbolisat. (2 %) u.a.m. wie auch die Anwendung des antiekzematös und desensibilisierend wirkenden Teers durch noch so teure Kortikosteroide nicht immer zu ersetzen; ja, in manchen Fällen führt die klassische Behandlung besser und vor allem billiger und ohne jenen nicht immer unbedenklichen Eingriff in das hormonelle Geschehen des Körpers zur Heilung. Man wird als Waidmann einen Hasen ja auch nicht mit einer Elefantenbüchse beschießen, wenn man mit einer Schrotflinte auskommt. Es ist also ganz unberechtigt, jener Vergangenheit die höchste Achtung zu versagen, in welcher der Hautarzt meist rein empirisch mit der von gedankenlosen Enkeln über die Schulter angesehenen „Salbenschmiererei" glänzende Erfolge erzielte. Für den Erfolg bei der Behandlung von Hautkrankheiten bleiben aber die Erfahrungen des Hautarztes ebenso wesentlich, ja ausschlaggebend wie als „conditio sine qua non" eine „glückliche Hand"! Da die Götter in dieser Hinsicht in 85 Jahren dem Großvater, dem Sohne und zwei Enkeln offenbar gnädig gewesen sind, scheinen sie das auch gegenüber dem jüngsten, nun in der dritten Generation ebenfalls der Dermatologie verfallenen Enkel und der uns beide seit mehr als vier Jahren in gleicher Weise beglückenden und belehrenden Zusammenarbeit zu sein.

„Zu neuen Ufern lockt ein neuer Tag".

Unter den zahlreichen Publikationen von C.G.S. (1) fand sich auch das Manuskript einer Vorlesung aus dem Jahre 1955 „Der Arzt zwischen medizinischer Forschung und ärztlicher Praxis", welche er im Rahmen einer öffentlichen Vorlesungsreihe vor Hörern aller Fakultäten an der Universität Kiel gehalten hatte. Es heißt dort unter anderem:

„...die Gruppe derjenigen Ärzte, die den Anschluß an die Forschung halten wollen. Sie wissen, daß nirgendwo Stillstand schnelleren Rückschritt bedeutet als hier. Sie wollen sich die Freude des Lernens und Wissens, die sie während ihres Studiums so begeisterte, bewahren und wollen Schritt halten mit den Fortschritten der Wissenschaft. Diese Gruppe lernt auch nach der Approbation noch weiter. Sie lesen die Zeitschriften. Sie kaufen sich die neuesten Lehrbücher und studieren sie. Sie besuchen wissenschaftliche Tagungen und Kongresse und die belehrenden Veranstaltungen der ärztlichen Standesvereine. Sie fahren auf Fortbildungskurse, an denen heute ein Überangebot besteht. Und sie tun das, je älter sie werden um so mehr und mit um so größerem Eifer und um so größerer Lernbegier. Denn je älter sie werden und je mehr Erfahrungen sie erworben haben, um so deutlicher erkennen sie, wie groß ihre Unwissenheit ist und wieviel sie noch lernen können und müssen"... um dann folgendermaßen zu schließen:

„Glücklich diejenigen Ärzte, die nicht zwischen medizinischer Forschung und ärztlicher Praxis stehen, sondern denken und forschen auch im Kampf der täglichen, aufreibenden Praxis, zwar nur selten ein Sandkorn herbeitragend... aber doch sich strebend bemühen und genießen Seite an Seite mit den berufenen Vertretern der medizinischen Wissenschaft und Forschung das Glück derer, die die Wahrheit suchen, auch wenn sie sie niemals finden. Aber sind damit die Konflikte, die sich für den Arzt zwischen Forschung und Praxis ergeben, abgehandelt? Darf zum Beispiel der Arzt Ergebnisse der reinen Wissenschaft ohne weiteres in seiner Praxis anwenden, wenn er damit an die Grenzen der ärztlichen Ethik und öffentlichen Moral gerät? Wie leicht kann der Arzt gegen deren Gesetze verstoßen! Wenn er die im Laboratorium und in der Klinik getroffenen Feststellungen und Erkenntnisse, sie mögen wissenschaftlich noch so sehr begründet sein, ohne Kritik und ohne Herz in der täglichen Praxis anwendet bei Vätern und Söhnen, Töchtern und Müttern!" und „in einen weiteren Konflikt mit der Wissenschaft kann der Arzt der Praxis geraten durch die großen technischen Fortschritte auf dem Gebiet der Medizin und durch die in grotesker Vielzahl in schneller Folge auf den Markt geworfenenen neuen und neuesten Medikamente. Die Beherrschung dieser schwierigen, sich immer ausgeklügelterer Methoden bedienenden, fließbandähnlich ablaufenden technischen Eingriffe und die souveräne Kenntnis der Unzahl von Medikamenten führt mit der Zeit zu einer Überschätzung ihrer Wirkung und was noch schlimmer ist, zu einer

Vernachlässigung der mit dem Körper untrennbar verbundenen Seele des Kranken".

Im Alter von 66 Jahren hielt C.G.S.(1) die Festrede auf der Jubiläumsveranstaltung „100 Jahre Kieler Ärzteverein" im Jahre 1958. Der Kieler Ärzteverein wußte, aus welchem Grunde man C.G.S. um diese Festrede bat; er hatte sich als Redner in Vorträgen wie auch in Diskussionsbemerkungen einen Namen gemacht, so daß man ihm einerseits gerne zuhörte und andererseits gerade bei einem solchen Jubiläum etwas Besonderes von ihm erwarten durfte. Er hat die Teilnehmer dieser Veranstaltung, die im Festsaal des Kieler Rathauses stattfand, mit seinem Beitrag „100 Jahre Kieler Ärzteverein - Erlesenes und Erlebtes" in einem faszinierenden Vortrag über die Geschichte des Vereins informiert. In der Einleitung sagte er: „Den Auftrag, über diese politisch so wechselvollen Jahrzehnte vom Blickwinkel des Kieler Ärztevereins in einem Festvortrag Rechenschaft zu geben, habe ich mit großer Freude vorbereitet, trotz der Hemmungen, die mich befielen, als ich die vielen dicken Protokollbücher mit den fast unleserlich geschriebenen Berichten vor mir liegen sah! Aber je ernster, je länger ich mich in diese Protokolle vertiefte, umso mehr wurde ich gefesselt. Denn was hier in trockenen Berichten seit dem Jahre 1887 vor meinen Augen abrollte, was von unseren Vorgängern zu standes- und wirtschaftlichen Fragen erörtert und beraten worden war und sie zur Stellungnahme zwang, das spiegelte nicht nur einen Teil unserer heutigen Sorgen und Nöte wider..., das weckte nicht nur viele Erinnerungen an eigene, bald 40jährige Mitarbeit im Kieler Ärzteverein, sondern das alles wurde von Ärzten behandelt, die mir, dem Kieler Arztsohn, schon als Kind, zum Mindesten vom Hörensagen, meist aber auch persönlich bekannt waren, als Kollegen, Freunde und Lehrer meines Vaters, der wie ich nun aus den Protokollen ersah, in den neunziger Jahren dem Vorstand angehört hatte. Viele von seinen Kollegen wurden 25 Jahre später meine eigenen Kollegen, manche meine engsten Mitarbeiter! Ihre Einstellung zu den verschiedensten Fragen in den Sitzungsberichten durch Jahrzehnte zu verfolgen und dabei wieder einmal die Beobachtung zu machen, wie wenig sich der Mensch auch im Laufe eines langen Lebens ändert, war von großem Reiz. Ich sah, wie der Selbstlose sich seinen Idealismus bis ins hohe Alter bewahrte und wie der Eigensüchtige seine Selbstsucht immer wieder zum Vorschein kommen lassen muß. Wie der Kluge klug bleibt und der Dumme auch als Greis nicht klug wird! Alle die längst Dahingegangenen und mir dennoch Vertrauten traten mir noch einmal in ihrer ganzen Menschlichkeit entgegen, wie sie, dem Augenblick verhaftet, in den Aufgaben, die ihnen der Alltag stellte, aufgingen und wenn ihre Anliegen uns Heutigen gelegentlich kaum noch verständlich, ja geradezu absonderlich erscheinen mögen und wir den Eifer in ihrem Kampfe um Ziele, die ihre Bedeutung längst eingebüßt haben, kaum noch fassen können, dann werden sie uns durch diese menschlichen Züge erst recht lieb und teuer. So hoffe ich, daß es mir gelingt, mit meinem Bericht einen Teil dieser Spannung und Anteilnahme auf Sie, meine alten und jungen Kollegen, zu übertragen. Mögen die Älteren unter Ihnen meine Ausführungen als eine willkommene Erinnerung an das von Ihnen selbst Erlebte und Geschaffene freundlich hinnehmen! Mögen die Jüngeren aus den ihnen fremden Begebenheiten lernen, daß vieles, was ihnen heute selbstverständlich erscheint, nur durch schwere Kämpfe errungen werden konnte! Möchten Sie alle die Anregung zur eigenen Mitarbeit daraus gewinnen! Erwarten Sie aber nicht, daß ich Ihnen einen historisch-wissenschaftlichen Vortrag halten werde! Dazu würde weder die Zeit, noch Ihre Geduld reichen. Sondern begnügen wir uns mit einem flüchtigen Überblick über den Ablauf dieser 100 Jahre."

In den Mittelpunkt seiner Ausführungen stellte er immer wieder Persönlichkeiten, die im Verlaufe von 100 Jahren aus der Kieler Ärzteschaft prägend an der Arbeit des Ärztevereins mitgewirkt hatten. Da diese Namen weitestgehend als bekannt gelten durften, zumal sie in der Mehrzahl aus angesehenen Kieler Familien stammten, entstand so ein lebendiges Bild. Am Schluß seiner Ausführungen erörterte C.G.S. die Situation des Arztstandes in Vergangenheit und Gegenwart und schloß mit den Worten: „Je weniger wir uns dem Dienst am Kranken als solchen verbunden fühlen...

je weniger wir rein ärztlich denken....

und je ausschließlicher wir uns zum smarten und cleveren medizinischen Techniker entwickeln oder gar wie eine Krämerseele aus dem Tempel unseres Sprechzimmers ein Kaufhaus machen...

umso geringer wird das Ansehen sein, das wir im Volk genießen!"

Seine guten Geschichtskenntnisse und ein bis in das hohe Alter hervorragendes Gedächtnis erlaubten es ihm, sich immer dann zu Wort zu melden, wenn er es für notwendig hielt, um die jüngere Generation auf Fehler hinzuweisen oder um Korrekturen von Falschinformationen vorzunehmen. Hierzu bediente er sich gerne zum Beispiel der Form von Leserbriefen in der Kieler Zeitung, im Deutschen Ärzteblatt oder im SchleswigHolsteinischen Ärzteblatt. Für den lokalen Bereich Kiel sei auf ein „Eingesandt" in den Kieler Nachrichten vom 19.7.1972 verwiesen, „in bester Erinnerung" zur Person des Professor Peters, zu „Stiftung Turmbläser" KN vom 30.12.74 und zum Thema „Grau ist alle Theorie" KN vom 12.8.75 im Zusammenhang mit einem Bericht über die Farben der Uniformen von Marine und Infanterie in Kiel. Vorhergegangen war eine Glosse in der KN über rivalisierende Auseinandersetzungen zwischen Marine und Infanteristen mit falschen Angaben über die Farbe der Uniform für die Infanterie, welche in Friedenszeiten „blau" und nicht „grau" gewesen sei.

C.G.S. (1) schrieb auch im Alter gerne Briefe an seine Kinder, wiewohl das Telefon und das dadurch bedingte persönliche Gespräch vieles vom Briefwechsel wegnahm. In diesen Briefen kommt er immer wieder auf seinen eigenen Vater zu sprechen, setzt sich mit der gegenwärtigen Situation auseinander und versäumt es dabei nicht, den einen oder anderen Ratschlag zu geben. Auch wenn diese Briefe sehr persönlich gehalten sind, so vermitteln sie dennoch einen tiefen Einblick in seine Geisteshaltung, seine große Belesenheit und sein Verständnis für den Jüngeren. Die Briefe sind ausschließlich mit der Mignon-Schreibmaschine aus den 20er Jahren getippt worden, in hohem Alter allerdings mit zahlreichen Schreibfehlern durchsetzt, worauf er selbst immer wieder hinweist und um Verständnis bittet, daß er nur noch schlecht sehen könne.

Seinem ältesten Sohn schreibt er zum 56. Geburtstag unter anderem:

„Ich lasse Dir durch Ulrike die Werke Heinrich Heines bringen. Und ich möchte Dir dazu einiges schreiben, da Dein Großvater sie sich im Mai 1890 gekauft hat und ich sie nach seinem Tode geerbt habe. Als mein Vater 56 Jahre alt war, hatte er gerade in Deinem Alter seine silberne Hochzeit hinter sich, die er mit seiner Frau in Wiesbaden verlebte aufgrund einer Erkrankung, die ihn vier Jahre später zu Fall bringen sollte. Er stammte ja an sich aus einer sehr gesunden Familie. Von den sieben Geschwistern wurden vier über 80 Jahre alt; die anderen drei kamen durch äußere Gewalt vorher um. Seine Eltern und Tadi (Schwester seines Vaters) wurden alle drei weit über 80 Jahre alt und waren, soweit mir bekannt, niemals krank. Und auch mein Vater ist nie krank gewesen; im Gegenteil, er war von einer blühenden Gesundheit.

Daß er so früh sterben mußte, war die Folge eines unsinnigen Nikotinmißbrauchs. Er war bekannt für das Rauchen schwerer Importen und hatte stets im Wäscheschrank viele Kisten mit Zigarren stehen. Das brachte ihm dann eine Nephrosklerose ein mit einer schrecklichen Hypertonie! Und da war dann Hopfen und Malz damals verloren. So mußte er mit gerade 59 Jahren fort.

Damals in Berlin war er Assistent an der Professor Lassar'schen Klinik, an der ich 30 Jahre später auch als Assistent war. Er hatte sich am 2.9.1889 mit meiner damals 17 Jahre alten Mutter verlobt, nachdem er sie als 16 1/2jährige am 27. Februar 1889 zum ersten Mal in einem Ballsaal gesehen hatte und war nun in der Zeit der Trennung begreiflicherweise im Zustand froher Erwartung auf die dann am 26.12.1891 in Offenbach am Main vorgesehene Hochzeit. Im ersten Band der Heine'schen Bücher fand ich im Buch "Buch der Lieder„ mehrere hübsche Gedichte, die offenbar seine Gemütslage wiedergeben und die er daher mit einem kleinen roten Bleistiftstrich gekennzeichnet hatte. Du findest sie neben anderen auf Seite 107, Seite 181/182 (34), Seite 97 (25) und Seite 77 (47). Es sind aber noch mehr. Suchet, so werdet ihr finden. Man hat wohl nur selten die Möglichkeit, sich in die Gemütslage eines Ahnen ohne dessen eigene oder anderer Worte so hineinzuversetzen, wie in diesem Fall.

Am 1.10.1890 ließ er sich dann in Kiel nieder und ein Jahr später war die Hochzeit und ein Jahr später meine Geburt. Je älter ich werde... und ich bin heute 57 Jahre nach seinem Tod am 12. Januar 1921 27 Jahre älter an gelebten Jahren als er es gewesen ist, um so mehr bewundere ich seine Klugheit und seine Menschenkenntnis.

Ich hatte vor einigen Jahren ein mich zutiefst berührendes Erlebnis. Ich hatte einen alten Kapitän einfachen Gemütes, mit dem ich mich gerne in der Sprechstunde über Gott und die Welt unterhielt. Eines Tages stand er plötzlich von seinem Stuhl auf, sah nach rechts, sah nach links und sagte dann ganz ernst: "Ich sehe ihn nicht, ich höre ihn nicht! Aber irgendwie ist Ihr Vater hier dabei". Wo Verstorbene noch wirken, da ist Leben. In der Einleitung zum "Buch der Lieder„ äußert sich Heine über sein Verhältnis zur Jugend. Lies das einmal nach unter dem Gesichtspunkt eines Mannes, der 85 Jahre alt ist und nicht wie Heine, als er es schrieb, 40 Jahre. Ich schreibe es Dir, damit Du Dich nicht mit mir belastest und denkst, der bekommt ja sein Fett. Denn als ich im Alter von Heine war, hatte ich ein Verhältnis zur Jugend, wie Du es ja in Deiner Jugend miterlebt hast. 45 Jahre später läuft man nicht mehr hinter der Jugend her, freut sich aber, wenn sie zu einem kommt, und zwar ohne Anmaßung und in Bescheidenheit. Es hat sich ja das Verhalten der Jugend gegenüber meiner Jugend grundlegend geändert. Sie tritt in ihrer Beschränktheit und Unerfahrenheit zuweilen verletzend für das Alter auf, kritisiert an den Alten herum und bemüht sich geradezu, sie zu erziehen. Hinzu kommt eine geradezu mimosenhafte Empfindlichkeit des jungen Menschen gegenüber jeder Kritik an seiner eigenen heiligen Person. Das ist alles so unnatürlich und wahrscheinlich ein Erfolg der antiautoritären Erziehung, daß man kaum einen Vorwurf machen darf. Das wird das Leben in seiner Unbarmherzigkeit gegenüber jeder Unnatur mit der Zeit schon zurechtbiegen.

Aber der alte Mensch, der in seiner Jugend anders war und der noch heute durch den Gedanken an seine Alten sich beeinflussen läßt, wenn der Teufel, in welcher Form auch immer, ihn vom rechten Wege abzubringen versucht, zieht sich zurück und hält sich an die, welche ohne solche Prätentionen zu ihm kommen. Und die gibt's ja Gott sei dank auch noch. „Nomina sunt odiosa" sagt Cicero. Und diesen hervorragenden Staatsmann und Gelehrten haben sie dann auf das Schmählichste totgeschlagen. Was für ein unheimliches Wesen ist doch der Mensch.

Hoffentlich kommst Du nun gut zurecht mit der neuen Lage in der Klinik. Ich las gerade dieser Tage bei Mark Aurel in seinen „Selbstbetrachtungen", man wäre töricht, wenn man sich über die Unanständigkeiten und Gemeinheiten der Mitmenschen aufregen würde. Man darf es doch gar nicht anders erwarten. Sie sind doch alle so. Und es ist selten, wenn man einmal einem Anständigen, der ohne Selbstsucht ist, begegnet. Also: Nil admirari! Mache Dir das auch zum Grundsatz. Sonst machst Du Dich nur unbeliebt. Und wenn man Dir eins auswischen kann oder Dich fernhalten will von etwas Angenehmen, werden sie es Dir heimzahlen. Also: Sei klug wie die Schlangen und sanft wie die Tauben. „Hüte Dich, in Händel zu geraten" sagt Polonius. Es kommt ja nur selten etwas dabei heraus.

Ich freue mich auf Deinen morgigen Besuch nach langen Monaten und bleibe auch in Deinem neuen Lebensjahr. Dein wohl affektionierter V."

In der Erziehung seiner Kinder hatte C.G.S. (1) sich an den Grundsätzen orientiert, die er von seinem Vater erfahren hatte. Das bedeutete insbesondere für die Söhne Unterordnung unter die vorgegebenen Rahmenbedingungen; er führte insofern ein strenges Regiment und hielt viel darauf, seine Kinder nicht einer Verweichlichung anheim fallen zu lassen. So gab es zum Beispiel im Eßzimmer keine Stühle mit Lehne, sondern Hocker, um das Geradesitzen zu üben. Im Alter von acht bis zehn Jahren wollte er mit den Jungen morgens Frühsport machen und ordnete dazu an, daß sie in einer Reihe hintereinander mehrere Runden in dem gegenüberliegenden Schloßgarten zu laufen hätten. Das hatte jedoch bald ein Ende, da dieses „Spektakel" die Anwohner an ihre Fenster lockte, von wo aus sie mit Beifallsäußerungen u.ä. den Dauerlauf bedachten. Das erschien C.G.S. aber eine zu große Belastung für die Kinder zu sein, so daß er den Frühsport auf den Balkon des Hauses verlegte. Aber auch dieses Unternehmen war nur von kurzer Dauer: Der mit Kupfer ausgelegte Balkonboden besaß ein Lattenrost, welches bei den für eine Frühsportveranstaltung notwendigen Lauf- und Springübungen eine so starke Lärmentwicklung mit sich brachte, daß aus diesem Grunde eine Fortführung des Frühsports unterbleiben mußte.

Um die Reaktionsfähigkeit der Kinder zu schulen, gingen auf den Spaziergängen zum Hindenburgufer und in das Düsternbrooker Gehölz zwei Jungen rechts und links vom Vater, um auf den Ruf „Plätze wechseln" die Seiten zu wechseln, wobei der rechts Gehende vor dem Vater nach links und der links Gehende hinter dem Vater nach rechts zu wechseln hatte. Dabei kam es immer wieder zu Zusammenstößen, wenn links vorne herum und rechts ebenfalls vorne herum wechseln wollte. Auf diese Weise war in jedem Fall für eine Abwechslung während der Spaziergänge gesorgt, da man während der Unterhaltung ständig auf das Kommando „Plätze wechseln" gefaßt sein mußte. Auf diesen Gängen wurden außerdem lateinische und griechische Vokabeln abgefragt und kleinere Rechenaufgaben gestellt. Als eine besonders charakteristische Methode, um Hemmungen abzubauen, hatte C.G.S. (1) ein Verfahren entwickelt, bei dem die in einer Linie gehenden (Vater in der Mitte, die Söhne an den Seiten) auf ein bestimmtes Kommando hin einen Schritt zurückzugehen hatten, um anschließend drei Schritte vorwärts zu gehen, dann wieder einen Schritt zurück und so weiter und so weiter, bis wieder ein normales Vorwärtsgehen angeordnet wurde. Diese Art der Kindererziehung, welche auch als Drill verstanden werden konnte, erregte hin und wieder Ablehnung bei den am Sonntagmorgen am Hindenburgufer flanierenden Kieler Bürgern, von denen einige C.G.S. (1) mit den Worten: „Die armen Kinder" etc. zur Rede stellten. Das hat jedoch an der Fortführung dieser Exerzitien nichts ändern können und hörte erst dann auf, als die Jungen älter geworden waren und um diese Zeit anderweitige Verpflichtungen (Sport etc.) wahrzunehmen hatten.

In der Rückbesinnung stellen diese Erfahrungen zweifellos Maßnahmen dar, die man 60 Jahre später wohl nicht mehr durchsetzen könnte. Wir haben seinerzeit allerdings nicht darunter gelitten, keinen Schaden genommen und uns gelegentlich darüber amüsiert.

Darüber hinaus führte C.G.S. (1) seine Kinder durch Wanderungen in der Holsteinischen Schweiz in die Heimat ein, wobei auch mehrtägige Wanderungen unternommen wurden. Dabei unterwies er sie in der Beobachtung von Wild, in der Reinhaltung der Rastplätze, im Kartenlesen und in der Fußhygiene für die zum Teil stundenlangen Märsche. Diese sogenannten „Touren" entfielen, als die älteren Jungen im Jungvolk waren.

Für C.G.S. (1) war das Gespräch mit seinen Arzt-Söhnen über spezielle Fragen aus seinem eigenen dermatologischen Bereich eine wichtige Angelegenheit. Er hat in diesem Zusammenhang immer wieder darauf hingewiesen, wie schwer es der auf sich selbst gestellte niedergelassene Arzt gegenüber dem Klinikarzt haben würde, da dieser bei der Diagnosestellung stets von dem Klinikchef, den Oberärzten und den Assistenten getragen sei, während der Niedergelassene den Kranken allein gegenüber stehen mußte. Diese Gespräche führten auch dazu, daß er in seiner Praxis dienstags und donnerstags mittags gegen 13.00 Uhr für seinen ältesten Sohn und dessen Studienkollegen eine Reihe von ihm interessant erscheinender dermatologischer Fälle vorstellte und mit diesen Studenten das Vorgehen bei der Diagnose sowie die Therapie besprach. C.S. (2) hat den Vater bei diesen Vorstellungen immer wieder zur Verzweiflung gebracht, weil ihm die Diagnose eines Erythema exsudativum multiforme nicht gelingen wollte.

Viele Jahre war C.G.S. (1) Mitglied im Rotary-Club. Er hat die damit zusammenhängenden Treffen in Holst's Hotel am Schloßgarten vor allem wegen der Anregungen allgemeiner Art durch die vielseitigen Vorträge aus den verschiedensten Gebieten von Wissenschaft, Politik und Wirtschaft und wegen der Aussprachen immer sehr geschätzt. Nach dem 30. Januar 1933 wurde er aufgefordert, aus dem Rotary-Club auszutreten. Gemeinsam mit den Mitgliedern stimmte er einem Beschluß zu, wonach der Rotary-Club sich auflöste.

Kurz vor Beginn des II. Weltkrieges versuchte die Handelskammer zu Kiel ihren Grundbesitz Schloßgarten 14 um das Haus Schloßgarten 13 zu erweitern, in welchem seit 1890 die Hautarzt-Praxis Schirren ansässig war und die Familie ihren Wohnsitz hatte. C.G.S. (1) wurde durch den damaligen Syndikus der Handelskammer in unmißverständlicher Weise bedeutet, daß man notfalls, wenn das Grundstück nicht freiwillig abgegeben würde, vor einer Enteignung aufgrund dringenden öffentlichen Interesses nicht zurückschrecken würde. Da C.G.S. (1) in dieser Aktion eine Vernichtung seiner Existenz erblickte, entschloß er sich in diesem besonderen Falle, alle Register seiner Beziehungen spielen zu lassen. Aufgrund seiner Tätigkeit als Vorsitzender des Kieler Ärztevereins und der Kassenärztlichen Vereinigung Kiel, sowie als Gebietsarzt für Schleswig-Holstein in der Hitler-Jugend wandte er sich daher an die höchsten Stellen im Lande, um bei ihnen Hilfe in seinem Bemühen, um eine Abwehr der angedrohten Enteignung zu erreichen. Es wurde ihm der Weg nach Berlin zur Reichsregierung aufgezeichnet und geebnet, so daß er sich nun direkt nach Berlin wenden konnte, wo man auf sein Kommen vorbereitet war. Auf diese Weise gelang es ihm, die Handelskammer zu Kiel von ihrem Vorhaben abzubringen und das Haus Nummer 13 der Familie zu erhalten, so daß eine Fortführung seiner Hautarzt-Praxis am gleichen Orte möglich wurde. Es ist dieses der einzige nachweisbare Fall gewesen, bei dem er die aus ehrenamtlicher Tätigkeit zugewachsenen Informationen und persönlichen Beziehungen für sich ausgenutzt hat. Diese Angelegenheit hat ihn auch im Gespräch im hohen Alter noch beschäftigt, als die Möglichkeit diskutiert wurde, die Praxis aus dem Hause Schloßgarten 13 zu verlegen. Er betonte immer wieder, daß er sich keinen anderen Weg als den von ihm beschrittenen habe vorstellen können, um gegen eine derartige Intrige vorzugehen. Bei keiner anderen Gelegenheit habe er sich irgendwelcher politischer oder beruflicher Beziehungen bedient, um einen persönlichen Vorteil damit zu erreichen. Im übrigen sei er der Auffassung, daß die Praxis auch weiterhin am Schloßgarten bleiben müsse, da der Begriff „Schloßgarten 13" sich in Jahrzehnten in der Bevölkerung und bei der Ärzteschaft eingebürgert habe, so daß eine Verlegung der Praxis einen schweren wirtschaftlichen Schaden nach sich ziehen müßte.

Mit dem Eintritt seines jüngsten Sohnes Hermann in die Praxis mußte der Überlegung Rechnung getragen werden, inwieweit die vorhandenen Räumlichkeiten für die Zukunft ausreichend sein würden, weil außerdem daran gedacht wurde, bei einem Ausscheiden von C.G.S. (1) aus der Praxistätigkeit einen weiteren Dermatologen für den Aufbau einer Gemeinschaftspraxis zu gewinnen. Es war demzufolge eine Entscheidung darüber zu treffen, ob man im Hause Schloßgarten 13 bleiben könnte, wobei dann erhebliche Umbauten im Hause vorgenommen werden müßten, oder ob man mit der Praxis aus dem Hause in andere Räume umziehen sollte, die nach Möglichkeit in der Nähe liegen müßten. Die Entscheidung fiel für den Verbleib im Hause Schloßgarten 13. Darüber hinaus wurde J.M.S., ein Urenkel des Historikers C.S., für einen Eintritt in die Praxis gewonnen, der bisher Oberarzt an der Kieler Universitäts-Hautklinik war.

In den Jahren nach dem II. Weltkrieg hat C.G.S. (1) sich ausschließlich seinem ärztlichen Beruf gewidmet und keinerlei standespolitische Aufgaben

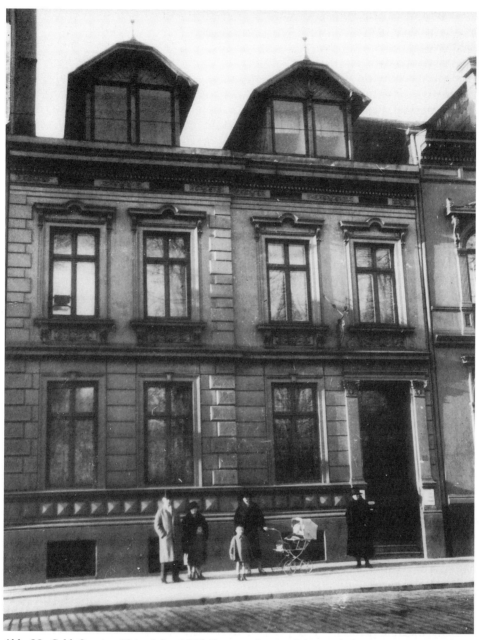

Abb. 38: Schloßgarten 13 im Jahre 1930. Davor re. Louisa Schirren, links davon mit Kinderkarre Anneliese Sch. Hanna Sch. (Frau von Richard) und CGS (1) mit Zylinder. Außerdem die beiden Ältesten.

übernommen, obwohl bei ihm angefragt wurde, ob er nicht unter Umständen doch eine derartige Funktion wieder übernehmen würde. Er hatte das jedoch abgelehnt und den Wiederaufbau seiner völlig zerstörten Praxisräume und der Praxis selbst, nachdem er sechs Jahre nicht mehr praktiziert hatte, für richtiger gehalten. Statt dessen widmete er sich in der ihm verbleibenden freien Zeit der eigenen ärztlichen Fortbildung, durch welche er Anschluß an die neuen Entwicklungen zu gewinnen hoffte. Es gab kaum eine entsprechende Veranstaltung auf dem Sektor Dermatologie/Venerologie, an der er nicht teilgenommen hat. Er führte aus dieser Erkenntnis in seiner eigenen Praxis die phlebologische Behandlung des Ulcus cruris varicosum ein und erwarb sich damit alsbald einen legendären Ruf, da die Patienten nicht mehr in einer Klinik stationär behandelt werden mußten, sondern bei ihm mit dem Anlegen des plastischen Gehstützverbandes nach Sigg sofort schmerzfrei waren, arbeitsfähig blieben und innerhalb weniger Wochen von ihrem Geschwür geheilt waren. Nach dem Fortfall der langwierigen Behandlung der Syphilis mit Salvarsan durch die Einführung des Penicillins erwarb er sich damit ein neues Standbein in seinem Fachgebiet.

Die bereits von seinem Vater eingeführte Strahlenbehandlung von dermatologischen Affektionen baute er in dieser Zeit weiter aus und war dankbar dafür, daß er in seinem Sohn Carl Georg, der Oberarzt an der Hautklinik der Ludwig-Maximilians-Universität in München war und sich auf diesem Gebiete habilitiert hatte, einen berufenen Mentor fand, der ihn fachlich nach den modernsten Erkenntnissen beraten konnte. Aus den sehr sorgfältig geführten Protokollbüchern seiner Röntgenbestrahlungspraxis geht hervor, daß er nach dem II. Weltkrieg insgesamt 6583 Patienten bestrahlt hat (siehe Abb. 36).

Seine Teilnahme (C.G.S. (1)) an ärztlicher Fortbildung war beispielhaft und erfolgte bis in das hohe Alter. So nahm er regelmäßig an den Sitzungen der Medizinischen Gesellschaft zu Kiel teil und verstand es, die Zuhörer durch seine Diskussionsbemerkungen anzuregen. Das bringt H. Teller in einer Laudatio zum 90. Geburtstag von C.G.S. sehr deutlich zum Ausdruck, wenn er zusätzlich die Vorbildfunktion des Älteren für die jüngere Generation als Arzt und als Mensch herausstellt. „Geistig rege wie eh und je, traf ich Dich, lieber väterlicher Freund, im Oktober dieses Jahres auf einer Festsitzung der Hamburger Dermatologischen Gesellschaft wieder. Deine markante ärztliche Persönlichkeit, herzerfrischend offen und gerade in ihrer Aussage, rief in mir Erinnerungen an meine Studentenzeit in Kiel wach, an viele Gespräche, in denen Du uns Deine Lebensmaxime, nämlich Vaterlandsliebe, Aufrichtigkeit und getreue Pflichterfüllung, Fähigkeit zur Selbstkritik, Bereitschaft zum Dienst an der Gesellschaft, in die wir gestellt sind, und Pflege fester Familienbande beeindruckend nahe brachtest". C.G.S. (1) berichtete im übrigen, daß er auch in den letzten Jahren seiner ärztlichen Tätigkeit und danach (das heißt nach Vollendung des 80. Lebensjahres) unter anderem auch deshalb zu Fortbildungsveranstaltungen ging, weil er hiervon geistige Anregung erhielt, aufgrund derer er dann Veranlassung hatte, sich mit dem aktuellen Problem zu beschäftigen und dieses mit den Nachfolgern in seiner Praxis zu diskutieren. Er meinte dazu, daß er in den 50 Jahren dermatologischer Praxistätigkeit immer alleine vor einem Problem und dessen Lösung gestanden habe: „Um wieviel leichter haben es da zwei miteinander tätige Dermatologen, die sich bei einem schwierigen Fall besprechen und beraten können".

Mit der Vollendung des 85. Lebensjahres stellte er seine Teilnahme auch an den Sitzungen der Medizinischen Gesellschaft Kiel ein, der er über 50 Jahre regelmäßig beigewohnt hatte, dabei stets auf dem gleichen Platz sitzend und diesen auch für sich beanspruchend. Er begründete sein Ausscheiden mit dem schlechter werdenden Gehör. Seine Diskussionsbeiträge waren stets von hohem Niveau und zum Teil mit Zitaten von griechischen bzw. lateinischen Schriftstellern, sowie von den deutschen Klassikern gewürzt, was bei den Zuhörern mit großem Interesse aufgenommen wurde. Mancher Teilnehmer dieser Sitzungen *wartete* quasi schon auf eine entsprechend gewürzte Bemerkung von C.G.S. (1) und war „enttäuscht", wenn er einmal nicht an einer Sitzung teilnehmen konnte (Fischbach).

Zu seiner *eigenen Fortbildung* hielt C.G.S. (1) sich von den Fachblättern die „Zeitschrift für Hautkrankheiten" und den „Hautarzt". Hier fand er Informationen über Nebenwirkungen, über seltene Krankheitsbilder und deren Behandlung sowie über abgelaufene bzw. anstehende Tagungen. Er nutzte das Studium dieser Zeitschriften sowohl zu kollegialen Diskussionen als auch zu eigenen Diskussionsbemerkungen anläßlich von Fachkongressen. Er hat diese Zeitschriften allerdings auch dazu benutzt, um in ihnen – hier speziell in „Hautarzt" – kasuistische Mitteilungen zu publizieren, die aus seiner eigenen Praxis stammten. Dabei legte er besonderen Wert auf eine gute Dokumentation und eine schlüssige, einleuchtende Diskussion zu seiner eigenen Auffassung. Er fand auf diese Weise eine Allergie gegen Diacetyl, das auch im Tabakrauch vorkommt und über dessen Wirksamkeit er sich mit dem ihm befreundeten Nobelpreisträger Professor Otto Diels des längeren unterhalten hat. Eine andere, endemisch auftretende Krankheit, die sogenannte Bläschenkrankheit, beschäftigte ihn längere Zeit intensiv und führte über einen Kontakt mit dem an der Hamburger Hautklinik tätigen Virologen Professor Bernward Rohde zu weiteren Veröffentlichungen. Er hat unter anderem in diesem Falle eine Publikation im Schleswig-Holsteinischen Ärzteblatt gebracht, um die Ärzteschaft insgesamt zu sensibilisieren und ihr bei unklaren dermatologischen Affektionen dieser Art mehr Beachtung zu schenken.

Diese Art der kasuistischen Mitteilung, bei welcher er aus den Beobachtungen seiner Alltagspraxis berichten konnte, lag ihm sehr, was ganz offensichtlich auf seine besondere Beobachtungsgabe zurückging. Auf dieser Grundlage erwuchsen seine guten klinischen Diagnosen, denen eine sehr gründliche Analyse mit Erfassung der wesentlichen Charakteristika des dermatologischen Lokalbefundes vorausging. Wenn man bedenkt, unter welchen Schwierigkeiten sich seine fachspezifische dermatologische Ausbil-

Societas academica doctorum medicinae Chiloniensis

auctoritate et dignitate professorum medicinae
Universitatis Christianae Albertinae fulta

viro spectato atque probato

Carolo Georgio Schirren

doctori medicinae, imprimis dermatologiae,
undeoctoginta annos nato atque aegrotorum hominum curam
usque adhuc diligentissime praestanti,

qui per tot annos omnibus fere conciliis atque deliberationibus
huius societatis perpetua fide miraque vigilantia animi interfuit
atque magna peritia confisus non modo in disputationibus sagacissime disseruit, sed etiam suam propriam cognitionem opinionemque
oratione perpolita in medium protulit suoque sale urbano vim
gravitatemque colloquiorum condivit atque amplificavit

qui litteras Graecorum et Romanorum non minus quam eximium illud
poema a nostro vate singulari Wolfgango Goethe de doctore Faust
compositum memoria tenet atque recto tempore recitare consuevit
et, quanta est scientia, perbonos mores, virtutes, exempla maiorum
in animo habet atque collegis et amicis saluti illustrat atque interpretatur

qui animo impavido, intrepida stabilitate mentis, sincera
integritate morum ante omnes exornatus omnique simulatione alienatus per totam vitam soli veritati se dedere non desiit,

**gradum et privilegia sodalis societatis
honoris causa attribuit**

necnon his subscriptionibus quattuorvirorum praesidii
affirmat atque testatur.

gez. H.-R. Wiedemann   gez. H.-W. Fischbach   gez. V. Lehmann   gez. H. Wilms

Abb. 39: Urkunde über die Verleihung der Ehrenmitgliedschaft der Medizinischen Gesellschaft zu Kiel an C.G.S. in lateinischer Sprache. Die Übersetzung hatte der Altphilologe Prof. Dr. Dr. h. c. Erich Burck von der Universität Kiel übernommen.

dung vollzogen hatte, dann werden seine beruflichen Erfolge um so höher zu bewerten sein. Das kam im übrigen auch bei den Kontrollen seiner klinischen Diagnosen durch den Pathologen anläßlich der mikroskopischen Untersuchung von Exzisionen aus der Haut zum Ausdruck. Sein besonderes Interesse an diesen Dingen im Zusammenhang mit guten persönlichen Beziehungen zu W. Doerr und K. Lennert, den Direktoren des Pathologischen Institutes der Universität Kiel, führte dazu, daß er von jeder Einsendung ein histologisches Belegexemplar mit dem Befund der Pathologie erhielt. Dadurch wurde er in die Lage versetzt, sich selbst ein Bild zu machen und seine eigenen Kenntnisse zu kontrollieren und sich damit weiterzubilden. Darüber hinaus kam es immer wieder zu Diskussionen mit den Vertretern der Pathologie über die Befunde des jeweiligen dermatologischen Patienten. C.G.S. (1) praktizierte damit aus eigener Initiative in seiner dermatologischen Praxistätigkeit das gleiche, was an dermatologischen Kliniken zum Alltag klinischer Tätigkeit gehört.

Die Handschrift von C.G.S. (1) war nach seinen eigenen Angaben sehr schlecht leserlich; das wirkte sich insbesondere bei der Lesbarkeit der von ihm ausgestellten Rezepte aus, deretwegen immer wieder Apotheker, vor allem von außerhalb, telefonisch anfragten, was denn verordnet worden sei. Da C.G.S. (1) die Kunst des Rezeptierens für dermatologische Präparationen hervorragend beherrschte und hiervon auch im Alter nicht abging, als die pharmazeutische Industrie dazu übergegangen war, Fertigpräparate anzubieten, war es oft auch für den Eingeweihten schwierig, seine Schrift zu entziffern. Die Hof-Apotheke zu Kiel am Markt bildete insofern eine Ausnahme, als die dort Tätigen im Zusammenhang mit langjährigen Schloßgarten-Erfahrungen in der Lage waren, die Rezepte zu lesen bzw. lesbar zu machen. Das seit Jahrzehnten gewachsene vertrauensvolle Verhältnis zur Hof-Apotheke erfuhr auf diese Weise eine zusätzliche Stütze, ohne daß daraus etwa abgeleitet werden kann, C.G.S. (1) habe seine Patienten stets dieser Apotheke zugewiesen, was nach der Standesordnung nicht erlaubt war.

Er legte auch aus wirtschaftlichen Gründen großen Wert auf die Verwendung der von ihm als richtig befundenen Schüttelmixturen, Salben und Pasten; ebenso wie sein Vater hatte auch er auf dieser Basis gute Kontakte zur Hof-Apotheke in Kiel, zu deren jeweiligen Inhabern aus der Familie Rüdel bzw. zu dem Chef-Apotheker er eine enge Verbindung hielt, so daß auf diese Weise eine Garantie für gute Zubereitung seiner Verordnungen vorhanden war. Darüber hinaus war die Hof-Apotheke in der Lage, seine Schrift zu entziffern, weil man sich „eingelesen" hatte.

Durch eine Anfrage von H.R. Wiedemann über Lebensdaten meines Vaters, ergab sich die Möglichkeit, Schriftproben von C.G.S. (1) aus den Jahren 1910 (18 Jahre alt), 1959 (67 Jahre) und 1968 (76 Jahre) miteinander zu vergleichen. Daraus geht hervor, daß sich die Schrift von C.G.S. (1) im Laufe seines langen Lebens in ihren Grundelementen überhaupt nicht verändert hat, wenn man einmal von den altersbedingten Auflösungen der exakten Buchstabenformen absieht.

C.G.S. (1) war lediglich bei Antibiotica-Cremes bzw. -salben bereit, ein Fertigpräparat zu akzeptieren. Er ging dabei von der Überlegung aus, daß für ein Fertigpräparat immer ein Zusatz von Konservierungsmitteln vorhanden sein mußte, von dem unter Umständen Reizungen der dermatologischen Affektion ausgehen konnten. Zum anderen würde die Möglichkeit bestehen, daß durch die Verwendung von sogenannten Ersatzstoffen ebenfalls Reizungen ausgelöst werden konnten. Er hat immer wieder betont, daß ihm bei der Behandlung seiner Patienten die einfachste Lokalanwendung, zum Beispiel in Gestalt einer Zinkschüttelmixtur, das schnellste Abklingen von akuten Erscheinungen nach sich ziehen würde. Darüber hinaus hat er sich auch im Zeitalter der Corticosteroide, die zunehmend als Zusatz mit antibakeriell und antimycetisch wirksamen Substanzen angeboten wurden, an die dermatologische Grundregel gehalten, die er bei seinem Vater und später in Berlin an der Lassar'schen Klinik sowie an der Charité gelernt hatte: Nach Möglichkeit nur sogenannte *reine* Präparate bzw. Lokalverordnungen zur Anwendung zu bringen.

In einem kleinen 7,5 x 13 cm großen Heftchen hat C.G.S. von Anbeginn seiner Praxistätigkeit die wichtigsten Rezepturen notiert. Seine handschriftlichen Notizen sind nur für den Kenner seiner Handschrift und der Materie zu entziffern. Deshalb wird auf eine fotografische Wiedergabe verzichtet. Als ein Beispiel besonderer Art mögen die nachstehend aufgeführten Notizen dienen, die er im Jahre 1949 anläßlich der Hamburger Dermatologen-Tagung gemacht hatte und dann im Hause mit der Maschine in Reinschrift schrieb. Dr. Glaser war ihm aus seiner Berliner Zeit bekannt und später Präsident der Gesundheitsbehörde in Hamburg. Damals galt noch das aus der Salvarsan-Ära stammende Kur-Schema. Bemerkenswert ist an diesen Notizen, daß daraus auch Informationen über die Wirkung von Penicillin enthalten sind; es war damals die Zeit, als das Penicillin in Deutschland zur Behandlung venerischer Infektionen zur Verfügung stand. (Abb. 40). Bei *Salvarsan Exanthem* (= Ausscheidungsdermatose) wird Natrium Thiosulfat (Beiersdorf) Tecesal 10,0 ccm intravenös gegeben.

1. Tag 0,3)
2. Tag 0,45) 3. Tag 0,6) gelöst in 10 ccm bidestill.Wasser
4. Tag 0,75) (Harnstoff 30 g täglich)
5. Tag 1,0) (Urea pura); Vitamin C.

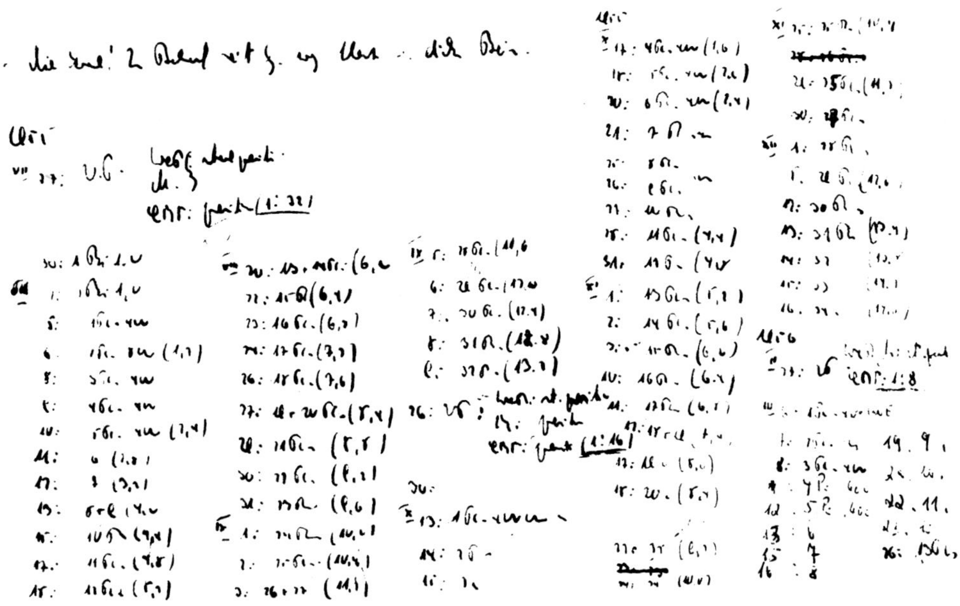

Abb. 40: Karteikarte von einem Patienten mit einer Syphilis und dem Verlauf der Behandlung sowie der Dokumentation.

Behandlungsschema für Spirocid bei Säuglingen

I. Periode: 10 Tage Spirocid a) 1/2 Tablette
                                      b) 1 Tablette; 4 Tage Pause

II. Periode: 10 Tage Spirocid a) 1 Tablette
                                      b) 1 1/2 Tabletten; 4 Tage Pause

III. Periode: 10 Tage Spirocid a) 1 1/2 Tabletten
                                      b) 2 bis 3 Tabletten; 4 Tage Pause

IV. Periode: 10 Tage Spirocid a) 2 Tabletten
                                      b) 3 bis 4 Tabletten; 4 Tage Pause

V. Periode: 10 Tage Spirocid a) 3 Tabletten
                                      b) 4 Tabletten; 4 Tage Pause

VI. und VII. Periode: 10 Tage Spirocid a) 4 Tabletten
                                        b) 4 Tabletten; 4 Tage Pause

a) für untergewichtige und frühgeborene Säuglinge
b) für normale Säuglinge
Gesamtdauer einer Kur: 14 Wochen.

Die Kur ist mit dreimonatigen Pausen noch zweimal zu wiederholen. Bei Kinder einwandfrei luetischer Mütter nicht erst warten, bis klinische Symptome auftreten oder die WAR positiv wird (oft erst nach sechs bis acht Wochen).

Spirocid-Tabletten zu 0,25 g; eine Kur = 200 Tabletten = 50 g Spirocid!

Tabletten fein verreiben in Kamillentee eine halbe Stunde vor der Mahlzeit. Eine Kur = 100 Tage = 160 Tabletten = 40 g Spirocid.

Dosierung von Eleudron und Albucid nach Karrenberg

1. Tag: 4-4-4-4 = 16 Tabletten
2. Tag: 2-2-2-2-2 = 10 Tabletten
3. Tag: 2-2-2-2-2 = 10 Tabletten
4. Tag: 2-2-2-2-2 = 10 Tabletten S. 46 Tabletten

Sulfonamide- und Penicillin-Behandlung (Schönfeld)

1. *Reine Sulfonamid-Behandlung*

1. Tag: 5 x alle 2 bis 3 Stunden 2 Tabletten Eleudron 0,5 g oder Cibazol; möglichst auch nachts!
2. Tag: dasselbe; im ganzen 20 bis 30 g = 40 bis 60 Tabletten.
    1. Tag: morgens 10 ccm und abends 10 ccm i.m.
    2. Tag: morgens 10 ccm und abends 10 ccm i.m.
    = 40 ccm Lösung = 8,0 g Eleudron

2.) 2 Tages-Stoß mit Eleudron oder Cibazol = 7,5 g

    1. Tag: 3-3-3-3-3
    2. Tag: 3-3-3-3-3

3.) Bei Mißerfolg: Olobintin forte 0,75 bis 1,5 ccm an 2 bis 4 aufeinanderfolgenden Tagen Pyrifer (I.) oder Arthigon

Gleichzeitig während des Fiebers 2-Tages-Stoß mit 30 Tabletten.

Unterstützend wirken die Fiebermittel: Pyrifer i.v., abgekochte Milch (10 ccm); Olobintin forte (40 %) 0,5 bis 1,0 ccm

2. *Kombinierte Behandlung bei Versagern:*

14 Tage lang injizieren, 5 x täglich Targesin sol. 1/4 bis 1 1/2 %!!

Am 7. Tag: Außerdem!!! Olobintin! Pyrifer (Stufe 1)

Am 8. und 9. Tag: Ein Eleudronstoß (s.o.) Abschluß. Nach Abschluß Männer 6 Tage, Frauen 3 Wochen Beobachtung!

3. *Penicillin-Behandlung:*

40.000 o.e. gelöst in 4 ccm physiologisch NaCl in Abständen von 3 Stunden, also 5 x in 15 Stunden 200.000 o.e. injizieren.

Kinder bis 3 Jahre: 100.000 o.e. 5 x!

Kinder bis 8 Jahre: 150.000 o.e. 5 x!

4. *Sulfonamid-Behandlung nach Hoede-Würzburg*
Eleudron zur Injektion intramuskulär

Die **Rezepturen für eine Lokalbehandlung** von Dermatosen übernahm er von seinem Vater. Da beide aus der gleichen Schule bei Lassar kamen, ergaben sich in dieser Hinsicht keine Schwierigkeiten.

Rp. Ol. Ricini	15,0
Eucerin pH5	
Lanolini	
Paraff. subliq.	
Aq. dest.	a̅a̅ ab 100,0

M.f.ungt.S. weiche Salbe zur Behandlung des *Ekzems*

Rp. Ol. RUSCI	
Sulf. Praecipitat.	a̅a̅ 10,0
Sapon. viridis	
Vas. flav.	a̅a̅ 30,0

M.f. Wilkinsonsche Salbe

Einreiben bzw. dick auftragen und pudern.

Rp. Zinci oxydati	
Lanolini	
Ol.	a̅a̅ 30,0
Aq. calc.	ad 100,0

M.f. ungt. S. bei Fettüberempfindlichkeit

Zur Therapie der *Pityriasis rosea St. Gibert*

Rp. Tumenol Ammon	aa 5,0 bis 10,0
Zinci oxyd.	
Talci	a̅a̅ 7,0
Acrosil	3,0
Glycerini	30,0
Mucilago Tylose (1 %)	ad 100,0

M.f. Schüttelmixtur S. einmal täglich einpinseln der erkrankten Stellen.

Cave: Baden! Abwaschen!

Ekzem des Gehörganges

Testoviron amp. 25 mg vier Tage lang täglich einmal einpinseln.

Rp. Nipagin.	1,0
Nipasol.	0,5
Spir. dil.	1,0
Butylenglykol	ad 10,0

M.f. S. mehrmals täglich einen Mullstreifen in den Gehörgang einlegen.

Aus der Vor-Sulfonamid-Ära stammten beispielsweise die nachstehenden Rezepturen bei *Sycosis barbae non parasitaria*

Rp. Acid. Salicyl.	1,0 bis 2,0
Phenol. liquef.	1,0
Spir. dil.	ad 100,0

Rp. Acid. salicyl.	1,0
Acid. boric.	30,0
Aq. dest.	ad 1000,0

M.f. für feuchte Verbände.

Pruritus senilis

Hepsan aa 5,0

intravenöse Injektion einmal täglich, insgesamt vier bis fünf Ampullen, in schwereren Fällen über längere Zeit.
(1,0 Methionin und 0,12 g Cholinchlorid)

Pruritus localis

Rp. Phenol. liquef.	0,5
Thymol	1,0
Liq. carb. deterg.	1,5
Eucerin pH5	ad 50,0

Zu *Störungen der sexuellen Potenz* findet sich auf einer entsprechenden Karteikarte folgender Eintrag:

„Ausschluß innerer, neurologischer und psychiatrischer Grundkrankheiten (zum Beispiel Depressionen)

1. Gesunde Lebensweise: Regelmäßige Mahlzeiten und Schlaf, evtl. Sport. Hochgradigen Alkohol- und Nikotinabusus einschränken!

2. Ernährung: Reich an Eiweiß, Gemüse, Obst. Nicht zuviel Fett und Kohlenhydrate.

3. Medikamente: Hormone, Vitamine, Sedativa, Roborantia, Aphrodisiaca (je nach Lage des Einzelfalles)

Im Jahre 1969 starb sein zweiter Sohn Carl Georg an einer bösartigen Erkrankung, nachdem er ein Jahr vorher den Lehrstuhl für Dermatologie an der Universität Marburg übernommen hatte. Der Senior ist mit diesem Ereignis niemals fertiggeworden und hat bis in seine letzten Lebenstage immer wieder davon gesprochen, welche hoffnungsvolle Laufbahn der Sohn noch vor sich gehabt hätte. Für die sieben Kinder seines Sohnes schrieb der Senior nach Art eines Tymbos „Die Lebensgeschichte aus der Sicht des Vaters" nieder und brachte darin mit einer Vielzahl von Zitaten aus der Literatur und Hinweisen auf eigene Erlebnisse und Erfahrungen mit seinem Sohn seine Trauer zum Ausdruck, ohne daß daraus etwa eine Art von Entlastung für ihn eingetreten wäre. Dieses Erinnerungsheft ist in des Wortes wahrster Bedeutung erschütternd zu lesen. Goethes Worte aus der Pandora, die er als Schlußstein dieses Heftes setzte, vermögen seine ganze Verzweiflung zum Ausdruck zu bringen:

„Mühend versenkt ängstlich der Sinn
sich in die Nacht, suchet umsonst
nach der Gestalt. Ach! Wie so klar
stand er am Tag sonst vor dem Blick!
Schwankend erscheint kaum noch das Bild;
etwa nur so schritt er heran?
Naht er mir denn? Faßt er mich wohl?
Nebelgestalt, schwebt er vorbei!
Ist ein Bemühen eitler? Gewiß,
schmerzlicher keins, ängstlicher keins!
Wie es auch streng Minos verfügt, Schatten ist nun ewiger Wert."

1972 wurde er 80 Jahre alt. Anläßlich des 50. Geburtstages seines ältesten Sohnes in diesem Jahre nahmen dieser und dessen Frau ihn mit im Auto zu einem Kongreß nach Paris. Die Route wurde so gewählt, daß man über Brüssel und die Schlachtfelder Frankreichs im I. Weltkriege fuhr, um auf diese Weise dem Vater Gelegenheit zu geben, die Orte wiederzusehen, an denen er von 1914 bis 1918 als Arzt im Felde gestanden hatte. C.G.S. (1) saß vorne rechts im Auto, die alte Karte aus dem Weltkriege auf den Knieen haltend und den Verlauf der Fahrt kontrollierend bzw. Hinweise auf Besonderheiten gebend. An einer Stelle in Frankreich in der Nähe von Verdun ließ er den Wagen halten und erklärte nach rechts zeigend: „Hier müßte die Höhe 265 sein, auf der am 6. März 1916 Hauptmann Retzmann, mein Bataillonskommandeur, beim Angriff gefallen ist". Aber man konnte keine Höhe erkennen, bis man aus dem Straßengraben an der Seite einen leichten Anstieg des Geländes feststellen mußte. Aus dieser Position im Graben hatte C.G.S. (1) die Höhe 265 in Erinnerung gehabt. Ähnliches ergab sich an manchem anderen Ort, wobei der Senior jeweils von damaligen Erlebnissen berichtete: „Je älter ich werde, um so näher kommen mir jene Kriegsjahre und werden mir so gegenwärtig, als wenn's erst wenige Monate her ist, daß ich dort im Dreck lag zusammen mit meinen lieben Kameraden, von denen ich außer meinem alten Bataillonskommandeur Willke keinen mehr am Leben weiß".

Seine Arztbriefe an überweisende Kollegen hat er über mehr als 50 Jahre, in denen er seine Praxistätigkeit ausübte, selbst mit der Schreibmaschine geschrieben. Bis zuletzt benutzte er hierfür ein Modell AEG-Mignon Baujahr 1913 (s. Abb. 41), bei welchem die Schrifttypen auf einer Rolle angeordnet sind, links vom Mittelteil eine Platte mit Anordnung der Buchstaben, Zahlen usw. und rechts Tasten, die dazu dienten, unter anderem den jeweils ausgesuchten Buchstaben auf das Papier zu drucken. Dieses geschah durch einen Stab, den man in der linken Hand hielt und mit ihm den jeweiligen Buchstaben aussuchte. Auf dieser Maschine entwickelte er eine so große

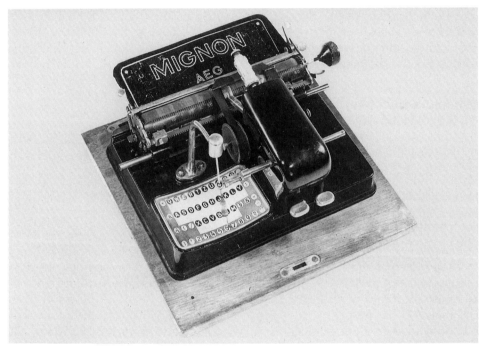

Abb. 41: Mignon, Modell 3, Baujahr 1913
Eintaster Schreibmaschine, Typenwalze und Buchstabenplatte auswechselbar. Linke Taste: Leertaste, rechte Taste: Anschlag-(Schreib-)Taste. Konstrukteur: Friedrich von Hafner-Alteneck (Mit freundlicher Genehmigung der AEG Unternehmensdienste, Firmenarchiv, Frankfurt/Main, Dr. Peter Strunk).

Fertigkeit, daß man zum Beispiel aus dem Nebenzimmer ununterbrochen das „Rattern" der Schreibmaschine hören konnte und den Eindruck haben mußte, dort würde jemand auf einer großen Maschine im 10-Finger-System schreiben. Als Begründung dafür, daß er diese reine Büroarbeit selbst machte, gab C.G.S. (1) an, daß es für ihn einfacher sei, seine Gedanken direkt in die Maschine zu geben, als wenn er einer Schreibkraft diktieren und deren geschriebenen Text dann später noch korrigieren müßte. Er hat diese Grundeinstellung auch beibehalten, als es Diktiergeräte gab und sich ihm damit die Möglichkeit bot, sich von der mechanischen Schreibarbeit entlasten zu lassen.

Die Andrologie – als die Lehre von den Störungen der Fortpflanzungsfähigkeit des Mannes – erlernte C.G.S. bei seinem ältesten Sohn Carl, der dieses Spezialgebiet entwickelt und an der Hamburger Universität eingeführt hatte. So besuchte er dessen Fortbildungskurse in Hamburg, fuhr zu entsprechenden Veranstaltungen der Deutschen Gesellschaft zum Studium der Fertilität und Sterilität und der Deutschen Gesellschaft für Andrologie und suchte im übrigen dessen Rat in Hamburg, wenn es um ihm nicht ganz geläufige Probleme ging. Die Art seiner Berichte an die überweisenden Kollegen und deren schnelle Zustellung führten dazu, daß er sich auch in Schleswig-Holstein auf dem andrologischen Sektor einen Namen machte und auf eine große Klientel zurückblicken konnte. Die Arbeit dieser Jahre wird zur Zeit in einer Dissertation bearbeitet. Die von ihm betreuten und behandelten Patienten waren immer wieder von seiner menschlichen Wärme und seiner fachlichen Qualifikation angetan.

Die Zusammenarbeit mit Hamburg führte zur Entdeckung einer bis dahin nicht bekannten andrologischen Störung der Rundkopf-Spermatozoen und der Aufklärung der Spermatiden-Differenzierung, was sich in verschiedenen Publikationen niederschlug. Es steht außerhalb jeder Diskussion, daß diese Entdeckung vor allem deshalb allgemeine Aufmerksamkeit fand, weil sie von einem niedergelassenen Arzt im Alter von 79 Jahren gemacht wurde, dem bei der Untersuchung des Spermas eines kinderlos verheirateten Mannes aufgefallen war, daß die in großer Anzahl vorhandenen Spermatozoen sehr gut progressiv beweglich waren, im gefärbten Ausstrichpräparat jedoch nicht etwa einen längs-ovalen Kopf aufwiesen, sondern zu 100 Prozent ausschließlich völlig runde Köpfe besaßen.

In den Jahren 1953 bis 1969, die *andrologisch* als Höhepunkt der Praxistätigkeit von C.G.S. (1) gesehen werden müssen, untersuchte er 1.631 Patienten, wobei die Jahre 1965 bis 1968 mit insgesamt 677 Fällen (41,5 Prozent) umfassen. Das ist für einen in freier Praxis tätigen Dermatologen ein bisher nicht mitgeteilter hoher Anteil von andrologischen Patienten, die in 55,61 Prozent (907 Patienten) die Lebensaltersgruppe 31 bis 40 Jahre betreffen. Bei der Auswertung dieser Daten sind zu manchen Fragestellungen „keine Angaben" vorhanden; das läßt sich unter anderem damit erklären, daß das Patienten gewesen sind, bei denen kein Spermiogramm angefertigt wurde, sondern die aus anderen andrologischen Gründen zur Untersuchung kamen. Die Einzeldaten dieses großen Patientenkollektivs sind in einer Dissertation ausgewertet worden; das Entstehen dieser Arbeit hat C.G.S. (1) zu Lebzeiten noch erleben können und er hat darüber hinaus zu einigen Punkten der von ihm ermittelten Daten Erläuterungen gegeben. Die jeweilige Untersuchung der Patienten hatte sich an den von seinem Sohn C.S. (2) (1971) aufgestellten Empfehlungen orientiert, ohne daß ein solcher

Untersuchungsbogen Verwendung durch ihn fand. Vielmehr hielt er es für ausreichend, handschriftliche Aufzeichnungen anzufertigen. Dadurch war eine statistische Auswertung insofern erschwert, als nicht alle Daten erfaßt werden konnten, die zum Beispiel für einen vollständigen Vergleich mit den Hamburger Ergebnissen erforderlich gewesen wären. Es muß besonders herausgestellt werden, daß C.G.S. (1) die physikalischen und morphologischen Untersuchungen selbst vornahm und sich nur für die Fruktosebestimmung der Mitwirkung eines speziellen Laboratoriums bediente. Wenn man bedenkt, welcher zeitlicher Aufwand dafür erforderlich ist, um diese Untersuchungen durchzuführen, dann kann diese Leistung eines 1962 im 70. Lebensjahr stehenden Arztes nicht hoch genug bewertet werden. Hinzu kommt, daß damals weder an der entsprechenden Fachklinik der Universität noch bei anderen Kollegen der freien Praxis derartige Untersuchungen durchgeführt wurden.

Die vorhandenen Resultate reichen durchaus für eine vergleichende Betrachtung der anamnestischen, klinischen und Laboratoriums-Daten aus. Unter den früheren Erkrankungen fallen der Hodenhochstand mit 4,5 Prozent (74 mal), Leistenbruch-Operationen mit 7,4 Prozent (122 mal), Gonorrhoe mit 5,7 Prozent (94 mal) und die Syphilis mit 0,6 Prozent (9 mal) auf. Bei den zugehörigen Spermiogrammen entfallen 75,68 Prozent (56 Patienten) auf eine Azoospermie, das heißt ein Fehlen von Spermatozoen im Ejakulat. In dem Hamburger Kollektiv liegt dieser Anteil bei ca. 30 Prozent. Bei den Patienten, die eine Leistenbruch-Operation in der Vorgeschichte aufwiesen – eine der häufigsten Operations-Komplikationen in der Andrologie – ergaben sich in 50 Prozent (101 mal) keine Spermatozoen im Ejakulat (Azoospermie). Auch hier also ähnliche Verhältnisse wie bei dem Hamburger Kollektiv. Eine Mumps-Erkrankung fand sich 525 mal in der Vorgeschichte (32 Prozent); sie liegt damit weit über den im allgemeinen festzustellenden Angaben über diese Erkrankung, die allerdings nur dann zu einer Beeinträchtigung der Zeugungsfähigkeit des Mannes führt, wenn auch die Hoden gleichzeitig betroffen sind, was jedoch nur zweimal der Fall war.

Von 1.631 Männern waren 879 (53,9 Prozent) Raucher, und zwar rauchten 625 Patienten (38,3 Prozent) im Durchschnitt sechs bis 20 Zigaretten täglich. 459 Männer (78,7 Prozent von 583 Rauchern) rauchten drei bis 14 Jahre. Der Zusammenhang zwischen Nikotin und Zeugungsfähigkeit interessierte C.G.S. stets sehr und er hat sich intensiv darum bemüht, entsprechende Beziehungen aufzudecken. Er war hierzu unter anderem immer wieder angeregt durch fach-spezifische Diskussionen mit seinem Sohn C.S. in Hamburg und darüber hinaus durch die Dissertation seiner Tochter Vera Londong stimuliert, die sich mit einer „Studie über die Wirkung kreislaufaktiver Substanzen auf den Fettstoffwechsel und die Entstehung der experimentellen Arteriosklerose" beschäftigt hatte und dabei die pharmakologische Wirkung des Nikotins studierte, ohne daß sich statistisch-epidemiologische Beziehungen zwischen der Morbidität an koronaren Herzerkrankungen und Herzerkrankungen allgemein einwandfrei durch die alleinige Wirkung des Nikotins erklären ließen. Er hat einen Zusammenhang zwischen Nikotin und schlechter Spermaqualität immer wieder in Einzelfällen nachgewiesen und daraus für die tägliche Praxis die Konsequenz gezogen, jedem Mann mit einer Oligozoospermie zunächst das Rauchen zu untersagen, bevor irgendeine medikamentöse Maßnahme eingeleitet wurde.

In den Jahren der andrologischen Tätigkeit von C.G.S. (1) spielte eine Berufsgruppe von Patienten eine besondere Rolle: Bäcker und Schweißer, weil hier eine Tätigkeit ausgeübt wurde, bei welcher in der Regel eine starke Hitzeeinwirkung gegeben war. Aus Experimenten wie auch aus der klinischen Beobachtung war seit langem bekannt, daß eine starke Überwärmung der Keimdrüsen des Mannes stets mit einer Beeinträchtigung der Spermaqualität einhergeht. In der Gegenwart hat sich hier insofern eine Veränderung ergeben, als zum Beispiel die Hitze in der Backstube aufgrund der modernen Backverfahren völlig entfällt. Bei C.G.S. (1) war daher die Frage nach Arbeiten in großer Hitze von besonderer Bedeutung. Therapeutisch war in derartigen Fällen eine Ausschaltung dieses negativen Einflusses dringend erforderlich; das galt zumindest solange, wie der betreffende Mann an einer Fortpflanzung durch Nachkommen interessiert war. Immerhin hatte im Kollektiv von C.G.S. (1) 5,31 Prozent eine Berufstätigkeit in großer Hitze angegeben. Hiervon wiesen 42,9 Prozent keine Spermatozoen im Ejakulat auf, 44,43 Prozent hatten eine Oligozoospermie und 10,71 Prozent eine Spermatozoenkonzentration über 20 Millionen Spermatozoen pro Milliliter. Diese Zahlen belegen den negativen Einfluß eines sogenannten Hitzeberufes sehr eindeutig (vergleiche Tabelle .....).

Aufbauend auf den Leistungen von C.G.S. (1) haben die Nachfolger in der Praxis (C.H.S.) und (J.M.S.) die Andrologie als einen Schwerpunkt ihrer Gemeinschaftspraxis erhalten und weiter ausgebaut. Die Laboratoriums-Untersuchungen werden jetzt jedoch in einem eigenen Spezial-Laboratorium von besonders ausgebildeten medizinisch-technischen Assistentinnen im eigenen Hause durchgeführt, deren Arbeit von den beiden Praxisinhabern laufend überwacht und kontrolliert wird. Darüber hinaus verfügt dieses Laboratorium über spezielle Einrichtungen zur radio-immonologischen Hormonbestimmung von FSH, LH, Prolaktin und Testosteron. Für die bei einzelnen Patienten erforderlichen bakteriologischen Untersuchungen des Spermas kann auf die gute Zusammenarbeit mit dem in unmittelbarer Nähe der Praxis gelegenen Institut für Hygiene und Bakteriologie der Universität Kiel zurückgegriffen werden. Hinsichtlich spezieller urologischer Maßnahmen in Diagnostik und Therapie besteht eine gute Zusammenarbeit mit niedergelassenen Urologen. Seit dem Eintritt der beiden Nachfolger in die Praxis sind weitere 15.410 andrologische Patienten von ihnen untersucht worden.

Er starb im Alter von 97 Jahren am 21. Oktober 1989, nachdem er am Tage vorher von der Rückkehr in seine gewohnte häusliche Umgebung erfahren

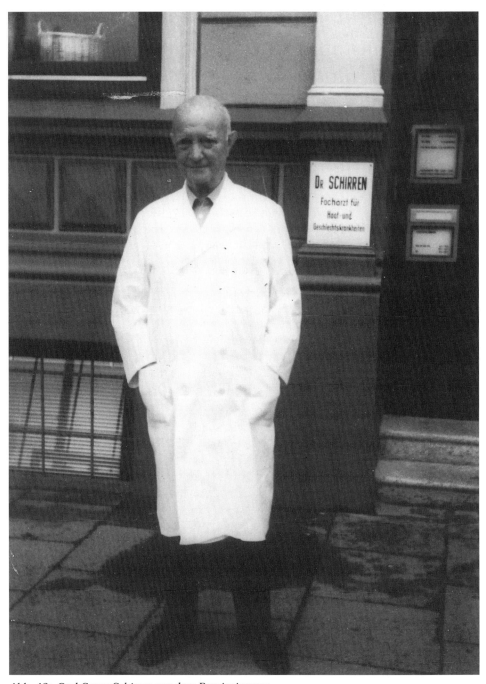

Abb. 42: Carl Georg Schirren vor dem Praxiseingang

hatte. Er war in der Wohnung gefallen, hatte sich dabei einen Oberschenkelhalsbruch zugezogen, der operativ versorgt werden mußte; der postoperative Verlauf war komplikationslos. Offenbar war die Freude über die Rückkehr nach Hause zu viel für ihn gewesen. Die Trauerfeier fand in der St. Nikolaikirche in Kiel mit mehreren hundert Kieler Bürgern statt. Sein dritter Sohn, Pastor Carl Christian Schirren, hielt die Predigt, die er unter das Bibelwort aus dem Epheserbrief 3, 14 f. „Ich beuge meine Knie vor dem Vater, aus dem alle Vaterschaft im Himmel und auf Erden ihren Namen hat" und das Thema „Welt ohne Väter" stellte. Die Predigt im Trauergottesdienst am 25. Oktober 1989 in der St. Nikolaikirche zu Kiel hatte in Auszügen folgenden Wortlaut:

Liebe Trauergemeinde, liebe Freunde und Verwandte, liebe Geschwister!

Im Jahre 1962 hat der Theologie-Professor Müller-Schwefe ein Buch veröffentlicht unter dem Titel „Welt ohne Väter". Er setzt sich darin mit der Autoritätskrise auseinander, in die unsere Gesellschaft geraten ist. Diese Autoritätskrise hat bereits Gottfried Benn erkannt und beschrieben in dem Verlust von Vatergestalten. Ähnlich beschreibt auch Ernst Jünger und kommt zu der Feststellung: „Die Lösung hängt ab von einer neuen Konzeption des Wortes Vater".

Wenn wir heute Abschied nehmen müssen von Carl Georg Schirren, so stellen wir in tiefer Dankbarkeit und Trauer fest: Unsere eigene Welt ist um einen Vater ärmer geworden. Das wissen wir als Kinder, Schwiegerkinder, Enkel und Enkelinnen sowie als Nichten und Neffen. Aber auch viele Freunde unseres Vaters werden dem zustimmen. Sind es doch nicht wenige, die den Verstorbenen „Vater Schirren" nannten. Dazu kenne ich viele Patienten, denen der Arzt zugleich eine väterliche Gestalt gewesen ist.

Was macht einen Menschen zum Vater, das heißt, was zeichnet ihn so sehr als väterliche Gestalt aus, daß nicht nur seine Familie, sondern auch andere Menschen in ihm Vater Schirren sehen können. Ich zitiere aus dem Buch von Müller-Schwefe: „Der Vater hat seine Aufgabe darin, den Kindern und ihrer Mutter dadurch Lebensraum und Spielraum zu schaffen, daß er selbst ein Stück Welt bewältigt und so Weltordnung darstellt, die die Voraussetzung dafür bildet, daß der junge Mensch zur Kraft heranwächst, Welt zu ordnen und zu gestalten".

Wenn wir diese Worte überlegen im Vergleich zum Bibelwort aus dem Epheserbrief 3, 14 f., können wir erkennen, wie sehr Müller-Schwefe bei der Darstellung des Wesens des Vaters das Bild vor Augen hat, das die Bibel im Alten und Neuen Testament uns Menschen von Gott macht. Das beginnt mit jener Schöpfungsgeschichte (1. Mose 2.), in der Gott die Welt als Schöpfung für und um den Menschen baut, so daß der Mensch nach Gottes Ordnung in dieser Welt sein Leben gestalten kann. Über viele andere Worte führt die Bibel dieses Wort fort bis zum Psalm 103: „Wie sich ein Vater über Kinder erbarmt, so erbarmt sich der Herr über die, so ihn fürchten." Im Neuen Testament lehrt und verkündigt uns das Evangelium Jesu Christi, daß er - - der Sohn - - in tiefem Vertrauen und in unwiederholbarer Übereinstimmung mit dem Vater im Himmel die Menschen einlädt, wie er zu glauben und zu beten „Vater unser im Himmel". Darum wiederhole ich noch einmal das Zitat aus dem Buch „Welt ohne Väter". Aus dieser Erkenntnis möchte ich gerne Bilder der Erinnerung an einen väterlichen Menschen vor uns entstehen lassen, wobei zuerst nur von dem geredet werden kann, was der Verstorbene selbst in lebendiger Weise erzählt hat.

1. Kindheit und Jugend. 1892 – in Hamburg wütet die Cholera, während in Kiel der Hautarzt Carl Schirren mit seiner jungen Frau Louisa, geborene Meyer, auf die Geburt des ersten Kindes warten. Der junge Arzt wird zu Nachbarn gerufen, die Verwandtenbesuch aus Hamburg bekommen haben, von denen einer erkrankt ist. Carl Schirren stellt die Diagnose: Cholera. Es gibt in der Familie mehrere Tote, während der junge Arzt mit Sorgfalt und Fürsorge die eigene Wohnung abschirmt und so seine Frau vor Ansteckung schützen kann. Am 21. November 1892 wird dann Carl Georg Schirren zur Freude der dankbaren Eltern gesund geboren. Am 5. März 1893 wird er im Schatten der Nikolaikirche in der Wohnung der Eltern getauft. Zu seinen Paten gehört neben der Großmutter Elise Meyer, geborene Petri aus Offenbach, der Großvater Professor Carl Schirren aus Kiel. Noch wenige Tage vor seinem Tod spricht dann später Carl Georg Schirren, wie wichtig für ihn in Kindheit und Jugend der Großvater und dessen Schwester „die alte Tadi" gewesen sei. Carl Georg Schirren erlebt im Elternhaus zusammen mit seinen drei Geschwistern eine schöne umsorgte Kindheit. Dabei gedenken wir in dieser Stunde an seinen Bruder Richard, der 1944 vor Riga gefallen ist und seiner 90jährigen Schwester Elisabeth, der wegen Erkrankung der Weg von Oldenburg nach Kiel zu beschwerlich ist. Die jüngste Schwester ist bereits nach dem ersten Lebensjahr verstorben. Der junge Carl Georg hat dabei erlebt, wie sein Vater am offenen Sarg Abschiedsworte spricht und selbst den Sarg schließt.

Am 5. April 1908 wurde Carl Georg Schirren in der Nikolaikirche von Pastor Mau konfirmiert. Der liberale Pastor sagt seinen Konfirmanden über den Sinn der Konfirmation: „Ihr sollt vor allem anständige, deutsche Jungen werden." Später wird ihn eines seiner Kinder nach dem Tod der eigenen Frau vernehmlich sprechen hören: „Mach End o Herr mach Ende mit aller unsrer Not, stärk unsre Füß und Hände und laß bis in den Tod uns allzeit deine Pflege und Treu empfohlen sein; so gehen unsere Wege gewiß zum Himmel ein".

Ich denke, auch das konnte man bei Pastor Mau gelernt haben.

Auf der Kieler Gelehrtenschule bekam er das geistige Rüstzeug. Es ist die gleiche Schule, die vorher sein Vater besucht hat und später seine Söhne und Enkel besuchen werden. Er konnte sehr lebendig aus seiner Schulzeit erzählen. Das Gymnasium gab ihm einmal mit dem Abitur die hinreichende Voraussetzung für das Medizinstudium. Gleichzeitig aber erhält er in dieser Zeit die Grundlage einer umfassenden Bildung aus der Überlieferung der klassischen Antike und der deutschen Dichtung. Dabei blieb ihm vieles im Gedächtnis, gleichzeitig aber gewann er die Fähigkeit und Bereitschaft, durch Lesen und Lernen seine Bildung zu erweitern und zu vertiefen. Das begleitet ihn bis in die letzten Jahre seines Lebens. Neben die Schule tritt von Anfang an der Vater mit seiner Liebe und Strenge. Er beeinflußt früh das Gewissen und übt den Willen des jungen Carl Georg zum unbedingten Guten. Die dem Vater wichtige Wahrheitsliebe prägt so auch den Sohn, ohne daß er immer der Wahrheit mit dem Maß der Liebe entsprechen kann. Im 70. Lebensjahr stehend, kann Carl Georg Schirren im Rückblick und in der Erinnerung an seinen vor 40 Jahren verstorbenen Vater schreiben: „So ist mir mein Vater auch heute, 40 Jahre nach seinem Tode, das Vorbild eines echten, wahrhaften, geistes- und willensstarken Mannes, wie ich ihm nur selten begegnet bin."

Um seine in der Bildung gewonnene Lebens- und Glaubenshaltung zu verdeutlichen, zitiere ich am Ende der beschriebenen Jugendzeit Goethe: „Im Atemholen sind zweierlei Gnaden:

Die Luft einziehen, sich ihrer entladen; jenes bedrängt, dieses erfrischt; so wunderbar ist das Leben gemischt.

Du danke Gott, wenn er dich preßt,
und danke ihm, wenn er dich wieder entläßt."

2. Studenten- und Kriegszeit

Der Vater schickt ihn zum Medizinstudium sofort ins Ausland - Frankreich: Montpellier und Grenoble - „Für Paris bist Du noch zu jung!" Dann folgen Freiburg und München. Mitten in die klinischen Semester bricht er I. Weltkrieg ein. Carl Georg Schirren kommt an die Westfront, wird Feldunterarzt und erlebt die Materialschlachten. Aus seinen Erzählungen spüren seine Söhne etwas von einer Einstellung, die sich mit den Worten „Vaterländische Gesinnung" nur teilweise beschreiben läßt. Aber die Zeit vor dem I. Weltkrieg hatte wohl das Ihre dazu beigetragen, daß die Deutschen in einer vaterländischen Aufbruchstimmung in den Krieg zogen.

Greifen wir der Zeit vor, so wird der II. Weltkrieg Carl Georg Schirren wieder an die Front ziehen, diesmal bis in die Weiten Rußlands. „Verantwortung und Pflicht" bestimmen jetzt mehr den Wortschatz seiner Berichte. Das Schicksal läßt ihn danach alt genug werden, um in den 80er Jahren mit einigen seiner männlichen Enkel lange Gespräche zu führen oder Briefe zu wechseln über die Frage der Wehrdienstverweigerung aus Gewissensgründen und dem sich daraus ergebenden Zivildienst. Hier stoßen zwei Generationen aufeinander, die sich nicht mehr voll verstehen können. Doch zurück in das Jahr 1918. Nach glücklicher Heimkehr aus dem I. Weltkrieg stürzt sich Carl Georg Schirren wieder in das Studium, um das Staatsexamen ablegen zu können und in die Facharztausbildung einzutreten.

3. Der Mediziner und Arzt

Im Januar 1921 stirbt mit 61 Jahren der Vater Dr. Carl Schirren, der 1890 die erste Hautarztpraxis in Schleswig-Holstein gegründet hatte. Carl Georg Schirren beendet im Sommer des gleichen Jahres seine Facharztausbildung und übernimmt Ende September die Praxis am Schloßgarten. In den Jahren von 1921 bis 1971 hat er dort allein als Hautarzt gewirkt. Er bringt dafür ein hohes Maß an medizinischer Kenntnis ein, die er durch ständige Fort- und Weiterbildung erweitert und vertieft. Von seiner regelmäßigen Teilnahme an der Medizinischen Gesellschaft in Kiel und anderen Fortbildungsveranstaltungen war schon die Rede. Zur Fachkompetenz kam aber ein großes Maß an ärztlicher Leidenschaft, die in dreifacher Weise zum Tragen kommt:

a) Immer bewegt ihn eine innere Bereitschaft, anderen Menschen in ihrer Krankheit helfen zu können.

b) Dazu kommt eine immer wieder dankbar angenommene Zuwendung zum Patienten, besonders erkennbar für den, der sich durch seine Krankheit in einer schwierigen Situation in Ehe und Familie befand. Die Erhaltung der betreffenden Ehe bestimmt oft das Verhalten des Arztes.

c) Darüber hinaus bewährt sich Carl Georg Schirren auch als Pädagoge. Er prägt viele junge Menschen mit seinem in Überzeugung und eigenem Beispiel erkannten Weg in der Begegnung der Geschlechter. So danken noch heute inzwischen selbst altgewordene Eheleute dem Arzt und Erzieher einen guten Weg in die Ehe.

Wir erkennen im Rückblick auf sein Leben, wie sehr er aus einem Mediziner zum Arzt geworden ist. Damit bestätigt sich in seinem Leben das Wort des Paracelsus: „Liebe ist es, welche die Kunst (sc. Medizin) lehrt und außer derselben wird kein Arzt geboren."

Unter den Bildern der Erinnerung fehlt aber für uns noch das Wichtigste:

4. Carl Georg Schirren und seine Familie

Während er sein Studium abschließt, begegnet er der 19 Jahre jungen Annelise Reuter. Was beide unabdingbar und sofort verbindet, mag der Volksmund „Liebe auf den ersten Blick" nennen. Ich möchte es aus den Erzählungen des Vaters etwas differenzierter deuten. Hier trafen zwei Menschen zu dem Zeitpunkt ihres Lebens aufeinander, auf den sie sich, jeder für sich selbst, vorbereitet hatten, ohne einander zu kennen. Die Zeit war eben erfüllt.

„Immer muß man zueinander reifen.
Alle schnellen Dinge sind Verrat.
Nur wer warten kann, wird es begreifen:
Nur dem Wartenden erblüht die Saat.
Warten, das ist: säen und dann pflegen,
ist gestaltend in den Worten warten,
handelnd still sein und umhegen
erst den Keim und dann den Garten." (Jean Gebser)

Wer unseren Vater gekannt hat, versteht diese Dichterworte ohne weitere Deutung. Aber auch sein Lieblingsdichter hat das, was Annelise Reuter und Carl Georg Schirren letztlich bindet beschrieben in „Stella", wo er die Frau sprechen läßt:

„Wenn ich tiefer ins Herz sah und alle Freud und Leid ahnte, die des Menschen warten,

da wünschte ich mir einen Gatten, dessen Hand mich durch die Welt begleitete,

der für die Liebe, die ihm mein jugendliches Herz weihen konnte,

im Alter mein Freund, mein Beschützer,

mir statt meiner Eltern geworden wäre,

die ich um seinetwillen verließ." (Goethe)

Am 23. September 1921 haben beide geheiratet. Ihr Trauspruch lautete: „Seid alle Zeit fröhlich!" (1. Thess. 5.)

Es gäbe viel über diese Ehe zu erzählen. Sie hatten die Gnade, fast 65 Jahre den gemeinsamen Weg gehen zu dürfen. Sieben Kinder werden geboren – und jedes ein Wunschkind. Die Familie lebt bis 1939 am Schloßgarten 13, dann am Niemannsweg 91. Der II. Weltkrieg zerstreut die Familie fast über ganz Europa. Im Herbst 1945 finden sich alle gesund wieder in Preetz zusammen - welche Gnade! Die Liebe der ersten Stunde überdauert die Jahrzehnte. Auf den Glückwunsch eines seiner Kinder zum 40. Hochzeitstag 1961 antwortet er, nachdem er sich für den Brief bedankt hat: „Uns war der Tag viel weniger ein Tag der Besinnung auf die vergangenen Jahrzehnte, wie Du angenommen hast, da wir uns durch die Freude an der Gegenwart der Vergangenheit kaum bewußt wurden."

Schließlich bewohnen beide wieder das Haus am Schloßgarten und freuen sich an dem schönen Blick über den Hafen. Ab 1983 überschattet die Krankheit von Annelise Schirren den gemeinsamen Weg. Als sie am 21. August 1986 nach tapfer getragenem Leid die Augen für immer schließt, ist Carl Georg Schirren 93 Jahre alt. Aufrecht steht er an ihrem Sarg und erzählt seinen Kindern und Enkeln in ergreifenden Worten von dem eigentlichen

Glück seines Lebens. Für die Familie und alle Freunde stellt er dankbar fest: „Sie war der liebste aller Gottesgedanken."

Für ihn selbst folgen nun drei Jahre der Trauer, des Alleinseins und der Einkehr. Dankbar nimmt er die Liebe, Pflege und Fürsorge durch seine Kinder, Schwiegerkinder und Enkel an. Dabei sind die Nahen stets gefordert und bereit. Die Ferneren wären oft lieber nahe. Sie danken es den Nahen, daß sie für sie eintreten.

Der Geist von Carl Georg Schirren bleibt auch in dieser Zeit wach und lebendig. Gespräche mit ihm offenbaren erstaunliche Bereitschaft, Lebensentscheidungen und Ereignisse neu zu überdenken und zu werten. Und immer wieder möchte er seine Verantwortung wahrnehmen für den großen Kreis der Kinder und Enkel. Manchmal schmerzt es ihn, daß er nicht in allem raten und wegweisen kann.

Dankbar nehmen wir in dieser Stunde von ihm Abschied. Was eigene Worte nur schwer aussprechen können, sagen wir für alle, die ihm nahestanden mit den Worten von Matthias Claudius:

Bei dem Grabe meines Vaters

Friede sei um diesen Grabstein her!
Sanft der Friede Gottes!
Ach
sie haben einen guten Mann begraben,
und mir war er mehr.

Träufte mir von Segen, dieser Mann,
wie ein milder Stern aus bessern Welten.
Und ich kanns ihm nicht vergelten,
was er mir getan.

Er entschlief; sie gruben ihn hier ein.
Leiser, süßer Trost, von Gott gegeben,
und ein Ahnden von dem ewgen Leben
düft um sein Gebein.

Bis ihn Jesus Christus, Gruß und Ehr
freundlich wird erwecken –, ach
sie haben einen guten Mann begraben,
und *uns* war er mehr

„Darum beuge ich mein Knie vor dem Vater, aus dem alle Vaterschaft im Himmel und auf Erden ihren Namen (sc. Wesen) hat."

Sechs Enkel trugen den Sarg aus der Kirche (Abb. 43). In den Nachrufen wurde zum Ausdruck gebracht, was als besonders charakteristisch an seiner Person und seinem Leben aufgefallen war. So schreibt H.R. Wiedemann

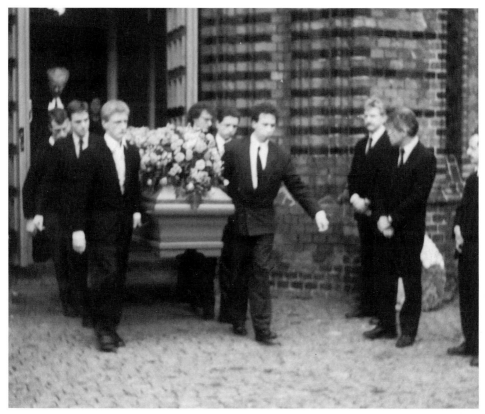

Abb. 43: Sechs Enkel tragen den Sarg mit ihrem toten Großvater aus der St.Nikolai-Kirche zu Kiel. Im Hintergrund Pastor Carl Christian Schirren.

im Namen des Präsidiums der Medizinischen Gesellschaft der Christian-Albrechts-Universität zu Kiel im Schleswig-Holsteinischen Ärzteblatt über ihn: „Er war Mitglied unserer Gesellschaft von 1921 bis zum Kriegsende 1945 und wiederum ab 1950 bis zu seinem Tode. Er hat, jeweils frei und souverän sprechend, durch zahlreiche Vorträge wie Patientenvorstellungen und Diskussionsvoten zum Leben dieser Gesellschaft, die ihm am Herzen lag, beigetragen wie nur wenige andere. Bei fast keiner Sitzung auf "seinem„ (ihm mit der Zeit vorbehaltenen) Platz fehlend, verkörperte er schließlich die Tradition der Gesellschaft – nicht zuletzt in dem Sinne, daß die Spezialisten sich hier einen gewissen Überblick über das Ganze erhalten sollen. Dazu hat er oft kräftige Worte der Mahnung gefunden, etwa gelegentlich der 50. wie der 300. (Nachkriegs-)Sitzung. Bei allgemeineren Themen sprach er, aus einem außerordentlichen Wissen und bewunderungswürdigen Gedächtnis schöpfend, gern ein Schlußwort, das den Nagel auf den Kopf zu treffen pflegte.

Carl Georg Schirren ließ sich durch die Umwelt wenig bedingen. Als ein aufrechter Mensch, sich der Wahrheit verpflichtet fühlend, pflegte er furchtlos klipp und klar seine Meinung zu sagen. Er war eine ritterliche Natur, voll Achtung vor der Frau, und hat Bedrängten Schutz geboten. In Höhen und Tiefen seines Lebens hat er maß- und standgehalten. Er wußte um den Wert guten Erbgutes, gute Erziehung, guter Sitte und guter Tradition und er stand, in etwa vergleichbar dem älteren Cato, wie ein Fels in der Brandung des „Laissez faire, Laissez aller" modischen Zeitgeistes. – In seinen letzten Lebensjahren litt er unter den Bürden des Alters, dem Schwunde der Kräfte, dem Nachlassen von Gesicht und Gehör sowie, vor allem unter dem Hingang seiner geliebten Frau und Mutter der sieben Kinder, nach 65jähriger Gemeinsamkeit. Er empfand die „wandelnden Schauer". Aber sein Geist, „des Lebens Leben", blieb wach bis in seine letzte Stunde. In humanistischer Bildung verwurzelt, kehrte er ein bei den Großen - ob bei Homer oder Plato, Vergil oder (dem besonders geliebten) Horaz, ob bei Shakespeare, dem bewunderten Goethe, Schiller oder anderen. Des Lesens bedurfte Schirren nicht mehr, er zitierte frei und exakt lange Passagen, ob in deutsch, griechisch, latein. Und er hielt sich, obwohl innig umsorgt, zuweilen wohl auch an das trotzige Wort von Gorch Fock „Meine Einsamkeit ist bevölkerter als eure Jahrmärkte".

3.3 Die Vertreter der III. Generation

3.3.1 Carl Schirren (1922)

Carl Schirren (C.S. (2)) wurde am 24. Juni 1922 in Kiel als ältestes Kind von C.G.S. (1) und Annelise Schirren geboren. Er besuchte die Kieler Gelehrtenschule und wurde im Jahre 1940 in Oberprima mit dem sogenannten Kriegsabitur als Kriegsfreiwilliger zum Reiterregiment 13 in Lüneburg eingezogen. Sein Einsatz erfolgte bei verschiedenen Aufklärungsabteilungen an der Ostfront. Angebote, aktiver Offizier zu werden, lehnte er mit dem Hinweis auf seinen Berufswunsch als Arzt ab, den er jedoch im Jahre 1943 nicht realisieren konnte, weil der Kommandeur der 8. Jäger-Division eine entsprechende Abkommandierung zum Studium nach Kiel mit der Bemerkung negierte: „Sie sind unabkömmlich".

Er wurde fünfmal zum Teil schwer verwundet. Sein letzter Dienstgrad war Oberleutnant der Reserve und Chef einer Schwadron. Nach dem Ende des Krieges konnte er das Medizinstudium nicht aufnehmen, da der Rektor der Christian-Albrechts-Universität zu Kiel ein Vorsemester verlangte, weil C.S. (2) „noch nicht die nötige Reife" besitzen würde. Das wurde von C.S. (2) dem Rektor gegenüber mit den Worten zurückgewiesen: „Ich war bei Kriegsende für das Leben von bis zu 800 Soldaten verantwortlich; wieso sollte ich da nicht die nötige Reife besitzen?"

Das Medizin-Studium schloß er 1951 mit dem Staatsexamen und der Promotion ab. Er promovierte bei Professor Dr. Felix von Mikulicz-Radecki über „Die Eröffnung des Cervikalkanals bereits am Ende der Schwangerschaft".

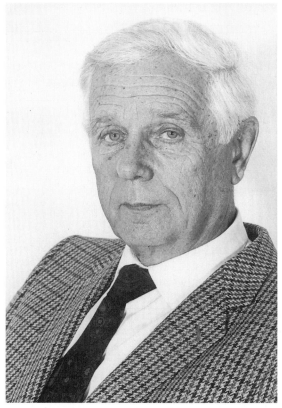

Abb. 44: Carl Schirren (1922) im Alter von 73 Jahren.

Danach leistete er zunächst das Landvierteljahr in der Praxis eines niedergelassenen Arztes in Dithmarschen ab und begann anschließend die dermatologische Fachausbildung an der Universitäts-Hautklinik Hamburg unter J. Kimmig. Ursprünglich hatte er Frauenarzt werden wollen, mußte sich jedoch anders entscheiden, da er aufgrund einer schweren Verwundung der linken Schulter keine längeren Operationen durchstehen konnte und deswegen insbesondere bei vaginalen Operationen die Haken nicht zu halten vermochte. Als sein Chef J. Kimmig ihm bei der Einstellung die Frage stellte, was er wissenschaftlich arbeiten wolle, antwortete er nach einigen Tagen der Überlegung: „Die Zeugungsfähigkeit des Mannes" und gab als Begründung dafür an, daß dies ein Thema sei, was bisher nicht bearbeitet worden wäre. Die hierfür erforderlichen endokrinologischen Kenntnisse erwarb er bei A. Jores und H. Nowakowski. Somit war der Grundstein für einen neuen Wissenschaftszweig „Die Andrologie" gelegt, mit welchem er sich fortan intensiv beschäftigte.

Habilitation 1960 mit einer Arbeit „Fertilitätsstörungen des Mannes. Diagnostik, Biochemie des Spermaplasmas, Hormontherapie". Neben der Andrologie interessierten ihn Fragen der Fettstoffwechselstörungen an der

Haut, Hauterkrankungen bei inneren Krankheiten, mykologische Fragen und die klassische Dermatologie, sowie Sexualpädagogik und medizinhistorische Themen.

Aufbauend aus seinen ersten Erfahrungen bei der Untersuchung des Mannes auf Zeugungsfähigkeit richtete er an der Universität Hamburg eine Spezial-Abteilung für Andrologie ein; die hierfür notwendigen Um- und Einbauten finanzierte er mit Fremdmitteln. In diese Abteilung waren acht klinische Betten für besondere Untersuchungen bzw. Therapiemaßnahmen integriert. In seiner aktiven Dienstzeit hat er hier ca. 100.000 andrologische Patienten untersucht.

Als logische Konsequenz aus seiner Einstellung den Fragen der Fortpflanzung gegenüber mußte die Schaffung eines Zentrums für Reproduktionsmedizin stehen. Hier fand er in G. Bettendorf von der Gynäkologie einen aufgeschlossen Gesprächspartner. Dieses Zentrum hat bis zu seinem Ausscheiden aus dem aktiven Dienst 1987 bestanden.

Er gründete eine Deutsche Gesellschaft für Andrologie, deren Ehrenpräsident er seit 1983 ist. 1969 gründete er die erste andrologische Fachzeitschrift „andrologia" (the First International Journal of Andrology), deren Editor-in-Chief er bis 1990 gewesen ist.

Seine publizistische Tätigkeit erstreckte sich auf alle Gebiete der Andrologie und Dermatologie, sowie Grenzgebiete. Seine Monographie „Praktische Andrologie" erfuhr vier Auflagen, wovon die erste Auflage 50.000 Exemplare betrug und sowohl in die englische, als auch spanische und französische Sprache übertragen wurde. Mit der Reihe „Fortschritte der Fertilitätsforschung" schuf er ein Publikationsorgan für Kongreßberichte und Monographien. In der Reihe „Grosse scripta" entstand eine Publikationsserie für Dissertationen.

Ehrenamtlich engagierte er sich in der kirchlichen Arbeit als Kirchenältester in Harksheide 15 Jahre lang und war Mitglied der Propsteisynode sowie später 16 Jahre Präsident des Kuratoriums der evangelischen Familienbildungsstätte Lokstedt der Propstei Niendorf. Für zwei Sitzungsperioden gehörte er der Landessynode der nordelbischen Kirche an. In Schleswig-Holstein weckte er das Interesse für Schul-Elternbeiräte auf Kreis- und Landesebene; er war von 1963 bis 1973 Vorsitzender des Landeselternbeirates der Grund-, Haupt- und Sonderschulen sowie von 1967 bis 1973 Vorsitzender des Landesschulbeirates. Im universitären Bereich war er viele Jahre Obmann der Schwerbehinderten im Universitätskrankenhaus Eppendorf und geschäftsführender Vorsitzender des wissenschaftlichen Personalrates.

Auf dem Gebiet der Medizingeschichte galt sein besonderes Interesse dem gebürtigen Dänen Niels Stensen (1938 bis 1686), über dessen Wirken er eine Reihe von Dissertationen anfertigen ließ, welche Grundstock für eigene wissenschaftliche Arbeiten und Buchbeiträge über diesen bedeutenden Anatomen, Forscher und Gelehrten aus der Barockzeit sind.

Er gehört zu den Gründungsmitgliedern des Niels-Stensen-Symposiums, einer Begegnungsstätte norddeutscher und skandinavischer Dermatologen, die sich ein- bis zweimal pro Jahr zu einer Wochenendtagung trafen. Diese Einrichtung sollte vor allem dem dermatologischen Nachwuchs den Blick über die Grenzen des eigenen Faches ermöglichen.

1995 schuf er das erste baltische Fortbildungsseminar für Andrologie und Reproduktionsmedizin mit einer Veranstaltung in Dorpat/Estland. Das zweite Seminar folgte im Juni 1996 in Klaipeda/Litauen.

Aus seiner Ehe sind vier Kinder hervorgegangen.

Auszeichnungen:

Eisernes Kreuz II. und I. Klasse

Verwundetenabzeichen in Gold

Sturmabzeichen, Nahkampfspange

Martini-Preis 1961, Bundesverdienstkreuz am Bande 1973, Michaelis-Plakette 1978, Honorary award of the pan american congress of andrology (1979)

Carl-Thiem-Medaille in Silber (1992)

Goldmedaille der indonesischen Regierung „for the development of andrology in Indonesia" (1994)

Korrespondierendes Mitglied der israelischen dermatologischen Gesellschaft (1970)

Korrespondierendes Mitglied der schwedischen dermatologischen Gesellschaft (1984)

Honorarprofessor der Fujita-Gakuen-University Nagoya/Japan (1975)

Ehrenmitglied der ungarischen urologischen Gesellschaft, der polnischen dermatologischen Gesellschaft, der türkischen dermatologischen Gesellschaft, der deutschen Gesellschaft zum Studium der Fertilität und Sterilität, Ehrenpräsident der Deutschen Gesellschaft für Andrologie.

3.3.2 Carl Georg Schirren (C.G.S. 2)

Carl Georg Schirren wurde am 15. Juni 1923 in Kiel als zweiter Sohn von C.G.S. (1) geboren. Auch er besuchte die Kieler Gelehrtenschule und legte dort im Jahre 1940 das Abitur ab. In Obersekunda hatte er eine Jahresleistungsprämie erhalten. Am II. Weltkrieg nahm er als Sanitätssoldat teil und

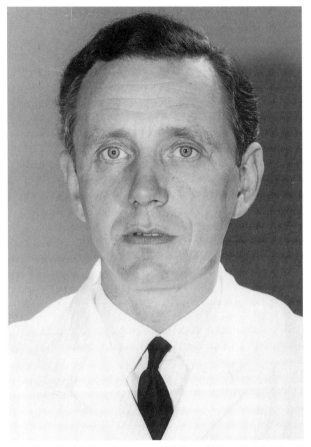

Abb. 45: Carl Georg Schirren (1923) im Alter von 46 Jahren.

gehörte vom 13.10.1942 bis 27.1.1944 als Sanitätsunteroffizier zu der Luftwaffensanitätsbereitschaft (Mot.) 2/XII, deren Chef sein Vater war. Dieser berichtete über das Verhältnis von Vater und Sohn in jener Zeit: „In den Jahren der Trennung von meiner Familie in Kiel, die bei den schweren Bombenangriffen mit der Zerstörung der beiden Häuser für mich fast unerträglich wurden, da ich oft wochenlang ohne jede Nachricht blieb, war er mir ebenso sehr eine seelische Stütze und Hilfe, wie während meiner Ruhrerkrankungen ein fürsorglicher und rührender Pfleger, wie auch ein verständnisvoller und trostspendender Freund, als sehr trübe und beunruhigende Nachrichten von meinem Bruder Richard kamen, der am 9.8.1944 als Hauptmann der Luftwaffe vor Riga gefallen ist."

Das Medizinstudium konnte er während des Krieges in Kiel und Greifswald beginnen und schloß es nach den klinischen Semestern 1948 mit dem Staatsexamen und der Promotion ab. Er promovierte in Hamburg mit einer Dissertation „Histologische Untersuchungen über die Struktur der Elastica in den Netzhautarterien des Rindes". Seinen Berufswunsch, Hautarzt zu werden, begann er mit der entsprechenden Ausbildung an der Universitäts-Hautklinik Hamburg-Eppendorf unter A. Marchionini, dem er bei dessen Berufung nach München folgte. Bei dem Altmeister der dermatologischen Strahlentherapie, Guido Miescher in Zürich, arbeitete er 1953 auf dem Gebiete der experimentellen und funktionellen Dermatologie. Er habilitierte sich 1954 in München mit der Arbeit „Die Bedeutung der Weichstrahlung für die dermatologische Strahlentherapie. Physikalische und biologische Grundlagen". Gleichzeitig wurde er Oberarzt an der Münchener Hautklinik. Nach dem Tode seines Lehrers Marchionini leitete er die Klinik von 1965 bis 1967 kommissarisch. 1967 fand in München der XIII. Internationale Kongreß für Dermatologie statt, dessen Generalsekretär er seit 1962 war.

Im Jahre 1961 wurde er von der Medizinischen Fakultät der Universität Düsseldorf Primo loco für das dortige Ordinariat der Dermatologie und Venerologie dem Minister vorgeschlagen. Der Minister folgte diesem Vorschlag jedoch nicht. Im Jahre 1968 wurde er auf den Lehrstuhl für Dermatologie und Venerologie an der Philipps-Universität Marburg berufen.

Seine wissenschaftlichen Arbeiten berühren fast alle Gebiete der Dermatologie; das Schwergewicht lag allerdings auf dem Gebiete der Physiologie der Haut, der klinischen Dermatologie, der malignen Hauttumoren, der Röntgenweichstrahlen und radioaktiver Substanzen. Über 200 wissenschaftliche Publikationen, sowie Hand- und Fachbuchbeiträge stammen aus seiner Feder. Darüber hinaus war er Mitherausgeber bei der Weiterführung von Jadassohns Handbuch der Haut- und Geschlechtskrankheiten (Ergänzungswerk) und an der Schriftleitung der Zeitschrift „Der Hautarzt" wesentlich beteiligt.

Die Beiträge zur Bedeutung der Weichstrahlung für die dermatologische Röntgentherapie stießen in den 50er und 60er Jahren sowohl national als auch international auf allergrößtes Interesse und brachten vielerlei Anerkennung. Mit ihnen öffnete er der dermatologischen Strahlenbehandlung ein neues Feld, das vor allem durch die eigenen experimentellen Grundlagen so gut fundiert war, daß auch andere Autoren darauf aufbauen konnten. Seine Mitteilungen führten darüberhinaus dazu, daß er zu Vorträgen in das Ausland eingeladen wurde und aufgrund seines Bekanntheitsgrades und seines Ansehens zunehmend viele ausländische Schüler in seinen Spezialgebieten jeweils für längere Zeit an der Klinik unterweisen konnte.

In seinen Arbeiten über den notwendigen Strahlenschutz bei der Röntgentherapie konnte er zeigen, daß die von einer Bestrahlung zu erwartende Strahlen-Belastung der Keimdrüsen von Mann und Frau nicht mehr zu verantworten war und daß neben einer strengen Indikationsstellung befriedigende Schutzmaßnahmen erforderlich seien (z.B. allseitig die Hoden umschließender Bleimantel bzw. gleichzeitiges Anlegen je eines etwa 20 x 15 cm großen Bleischildes an der Körpervorder- und -rückseite in Höhe der

Eierstöcke). Das Auflegen einer Bleiplatte auf die Geschlechtsorgane, wie es bis dahin üblich gewesen war, wurde damit obsolet.

Die Röntgen-Fernbestrahlung aus einer Distanz von 2 Metern zur Therapie von Hauterscheinungen, die sich über die gesamte Haut erstreckten, war ein weiteres Spezialgebiet. Mit Hilfe dieser Methode gelang es ihm bei einer großen Anzahl von Patienten sehr befriedigende Resultate zu erzielen, die zwar bei bösartigen Erkrankungen nicht immer zu einer Heilung, aber doch zu einer erheblichen Besserung des Befundes und der Beschwerden (Juckreiz) führten. Er vertrat den Grundsatz, mit einem Minimum an Röntgendosis das erstrebte Ziel zu erreichen.

Als Redner war er sehr begabt und darüber hinaus unerschrocken, wenn er durch Zwischenrufe unterbrochen wurde. Auf einem seiner ersten auswärtigen Vorträge anläßlich eines Dermatologen-Kongresses in Bremen im Jahre 1952 sprach er über ein radiologisches Thema mit einer wohl etwas langen Einleitung, so daß einer der in der ersten Reihe sitzenden Ordinarien aufsprang, an den Vorstandstisch stürzte, um die Glocke zu schwingen und dabei auszurufen: „Bringen Sie denn gar nichts Neues?" Ohne sich etwas anmerken zu lassen, wandte C.G.S. sich dem Interpellanten zu und antwortete: „Doch, Herr Professor, das kommt gleich". Der weitere Ablauf des Vortrages ging fließend vonstatten, was ihm auf seiten der Zuhörer Sympathie eintrug, wie sich am Beifall nach Ende seines Auftrittes ablesen ließ.

Seine Furchtlosigkeit und Ehrlichkeit kam auch in der Rezension des Buches „Der Arzt" von dem Kölner Internisten Prof. Schulten zum Ausdruck. Hier hielt er nicht hinter dem Berg mit seiner Meinung und mißbilligte mit einer außerordentlich scharfen Kritik dessen Einstellung, indem er sich rücksichtslos für seinen Glauben an die ärztliche Ethik einsetzte. Er schreibt dort im einzelnen: „Wenn Homer vor 2700 Jahren über den Arzt das berühmtgewordene Wort „Ἰητρὸς γὰρ ἀνὴρ πολλῶν ἀντάξιος ἄλλων" (ein Arzt ist höher denn viele andere zu achten...!) schrieb, und Hippokrates etwa 400 Jahre später die Gedanken Homers durch den Ausspruch „Ἰητρὸς γὰρ φιλόσοφος ἰσόυεος" („Der Arzt, der ein Freund der Weisheit ist, ist den Göttern ähnlich") ergänzte, dann lassen diese Worte deutlich erkennen, in welch hohem Ansehen zu jener Zeit der Beruf des Arztes stand. Wer aus einer humanistischen Geisteswelt kommend sich dem Beruf des Arztes zugewandt hat, der liest mit Erschrecken schon in der Einführung des Schultenschen Buches vom Arzt: „Allgemeine Menschenliebe als Motiv für die Berufswahl Arzt dürfte nur eine untergeordnete Rolle spielen...", ... „man sollte auch nicht immer von einer besonderen ärztlichen Ethik sprechen, die gibt es gar nicht...". „... die Krise der Medizin ist ein Problem des Verfalls der ärztlichen Moral. Wenn die Ärzte die Idealisten wären, als die sie manchmal hingestellt werden oder gar sich selbst hinstellen, dann brauchten wir keine Vertrauensärzte, dann wäre die Schweigepflicht selbstverständlich und die Berufsgerichte überflüssig..." Das ist die Einleitung eines Buches, mit dem sich der Autor „in erster Linie an die jungen Menschen, die das Studium in Betracht ziehen", wendet.

Schonungslos in der Formulierung nimmt Schulten Stellung zum Werdegang des Arztes vom Krankenpflegedienst („Der Chefarzt kümmert sich wenig um die jungen Leute") über vorklinisches Studium (Chemie und Physik: „Da vielen Medizinern diese Vorlesungen zu hoch sind, nehmen sie nicht daran teil..."), klinisches Studium (...„viele der Ordinarien haben aber offenbar keine genaue Vorstellung davon, was ein praktischer Arzt eigentlich tut, tun sollte oder tun kann...") bis zum Staatsexamen („Da jeder Prüfer unter Ausschluß der Öffentlichkeit die Kandidaten prüft, bleibt es ihm weitgehend überlassen, was und wie er prüft. Manche Examinatoren machen es sich sehr leicht..."), einschließlich der Famulatur („In vielen Kliniken hat niemand so recht Zeit für die Famuli") und Medizinalassistentenzeit („So kann man diesen Teil der ärztlichen Ausbildung als besonders ungeregelt bezeichnen").

In einem späteren Abschnitt kritisiert Schulten die Tätigkeit des dermatologischen Facharztes. Nach seiner Ansicht hat die Dermatologie durch den Rückgang der venerischen Infektionen viel an Boden verloren. Den Verlust könne sie durch die Zunahme allergischer Hautkrankheiten nicht ausgleichen. Auf der Suche nach Ersatz begäbe sich die Dermatologie in die Grenzgebiete und stoße hier auf den Widerstand des Urologen sowie des Chirurgen. Diese kritischen Betrachtungen über die Dermatologie, denen der Verfasser drei viertel Seite widmet, wirken sowohl wegen ihrer Subjektivität als auch wegen der mangelnden Kenntnis der Materie, die sie widerspiegeln, befremdend. Das Unbehagen, das den Leser bereits bei der Lektüre des allgemeinen Teiles beschleicht, verdichtet sich nun zum Verdacht, daß die kritische Beurteilung aus der sehr subjektiven Perspektive des Autors erfolgt ist, wobei sie den speziellen Problemen anderer Disziplinen nicht gerecht wird. Wie sehr die Dermatologie seit ihrer Abkehr von der reinen Morphologie und in ihrer Hinwendung zur funktionellen Betrachtungsweise an Ausweitung und Bedeutung zugenommen hat, davon hätte den Verfasser der Besuch einer modern eingerichteten dermatologischen Universitätsklinik überzeugen können. Bei der Einweihung der Bonner Hautklinik, die zu den modernsten nicht nur unseres Landes, sondern Europas zählt, hat Grütz seinerzeit die Stellung der Dermatologie innerhalb der Medizin in grundlegenden Ausführungen präzisiert und auf das Anwachsen des dermatologischen Patientengutes, das in der allgemeinen Praxis bis zu 30 Prozent der Patientenzahl ausmachen kann!, hingewiesen. Die Neigung des Verfassers zu verallgemeinernden Urteilen entwertet diese dem ernsthaften und um gerechte Betrachtung bemühten Leser und fordert seinen Widerspruch selbst dort heraus, wo die Kritik wirkliche Mißstände und Mängel trifft.

Da Schulten offenbar der Meinung ist, daß etwas faul sei in der Medizin und bei den Medizinern, so wäre es nützlicher gewesen, Kritik und Anklage etwa in Form einer Denkschrift zusammenzufassen und sie den führenden Gremien der Hochschullehrer und Standesorganisationen zu unterbreiten: Diese sind sowohl in der Lage, die dargestellten Verhältnisse zu beurteilen, als auch sie zu beeinflussen. Es gibt eine ärztliche Ethik, wir sollten uns den Glauben an sie nicht nehmen lassen. Sie wird täglich und stündlich von zahllosen Ärzten in Stadt und Land gelebt, ob sie nun eine Praxis versehen oder in Krankenhäusern und Kliniken ihre Pflicht erfüllen. In ihrer Namen, die sich an den Eid des Hippokrates – der u.E. in einem Buch über den Arzt nicht hätte fehlen dürfen – gebunden fühlen, haben wir diese Zeilen geschrieben!"

Derartige Formulierungen über das Buch eines Ordinarius für innere Medizin durch einen 37jährigen Privatdozenten waren sehr gewagt und zudem gefährlich, wenn man bedenkt, daß er seine akademische Laufbahn noch vor sich hatte und sehr genau einschätzen mußte, daß er sich damit alle Chancen auf einen Lehrstuhl verspielen würde; er hat dieses Risiko dennoch auf sich genommen und dadurch keinen Nachteil erfahren. Als Lehrer an der Universität genoß er die Anerkennung der von ihm Betreuten und hinterließ durch die Art seines Vortrages in der Vorlesung bleibenden Eindruck, der auch 25 Jahre nach seinem Tode frühere Studenten und Assistenten dazu veranlaßte, Familienangehörigen gegenüber davon zu sprechen und wieviel sie bei ihm gelernt hätten.

Seine Fürsorge für andere war vorbildlich. Das zeigte sich gegenüber Eltern und Geschwistern in der Zeit des großen Mangels nach dem Ende des II. Weltkrieges, als man sich in Preetz im Klosterhof 17 wieder zusammenfand, da das Haus in Kiel am Niemannsweg im Sommer 1944 durch eine Brandbombe in Flammen aufgegangen war. Er studierte damals in Hamburg. Aus einem Brief dieser Jahre an seine Eltern ist folgendes zu entnehmen: „Kann Eier in Hamburg tauschen, Gänseeier 1:7, Puteneier 1:5 und Enteneier 1:3. Corinna (eine Ziege) soll 1.500,– RM und eineinhalb Pfund Kaffee kosten. Sie soll mit großer Wahrscheinlichkeit tragend sein. Sonst müßte sie beim Auftreten der Brunft bei Euch sofort zum Bock. Woran man das merkt, muß Christian erfragen... Du schreibst von den Frühkartoffeln, leider aber nicht von den bisherigen Erträgen, der Größe und Qualität... Ob Ihr die Bohnen gut erhalten habt?... Ich hätte so gerne etwas über das Holz und die Kartoffeln gewußt. Wie groß ist das Schwein? Legen die Hühner schon? Ist das Geschirr schon da?... Wie sind die Kartoffeln? Tragen sie mehr als letztes Jahr? Habt Ihr Senf gesät? Dann höchste Zeit!... Eben höre ich im Radio, daß Kartoffeln im Eigenanbau nicht angemeldet zu werden brauchen".

In gleicher Weise kam diese vorbildliche Fürsorge auch seinen Mitarbeitern in München und Marburg zu Gute. Für jeden hatte er ein offenes Herz und war um ein gutes Betriebsklima besorgt. Wenn er z.B. von einem angehenden Dermatologen hörte, dessen Forschungseinrichtung den Bedürfnissen und Planung der Klinik entsprach, so ließ er diesen alsbald wissen, daß er bei ihm anfangen könnte.

Mit der Berufung nach Marburg erhielt er die Möglichkeit, seine eigenen Vorstellungen von einer modernen dermatologischen Universitätsklinik zu verwirklichen. Davon wurde anläßlich des Universitäts-Jubiläums im Jahre 1995 gesprochen, indem man darauf hinwies, daß die von ihm erarbeitete und teilweise noch zu Lebzeiten umgesetzte Planung auf Jahrzehnte vorgenommen und beispielhaft gewesen sei. Er hat viele wichtige theoretische und klinische Arbeiten aus dem Bereich der gesamten Dermatologie publiziert (s. Anhang), die allgemein anerkannt wurden und teilweise wegen ihres Charakters Aufsehen erregten.

Als er am 16. Juli 1969 im Alter von 47 Jahren starb, hinterließ er seine Frau und sieben Kinder, von denen das Jüngste gerade vier Jahre alt war.

Der Rektor der Philipps-Universität Marburg schrieb in einer Würdigung anläßlich seines Todes u.a.: „Neben der Wissenschaft sah er seine vornehmste Aufgabe in der Berufung zum Arzt und in der Verpflichtung als akademischer Lehrer, der seinen Mitarbeitern und seinen Studenten über die Vermittlung des Wissens hinaus ein Freund und Ratgeber war. Sie alle werden Zeugnis geben, daß sein Leben ausgerichtet war auf doctrina, virtus und humanitas. Der allzu frühe Tod von C.G. Schirren fällt in eine Zeit, die seiner Persönlichkeit ganz besonders bedurft hätte"

Professor Dr. Werner Jadassohn (vormals Direktor der Universitäts-Hautklinik Genf und Präsident des XIII. Internationalen Dermatologie-Kongresses) schrieb in einem Nachruf über ihn: „Schirren war aber nicht nur ein Wissenschaftler, er war ein guter Arzt und „nur ein guter Mensch kann ein guter Arzt sein". Unser Leben währet 70 Jahre und Luther hat hinzugefügt: – Wenn es köstlich gewesen ist, so ist es Mühe und Arbeit gewesen. – Carl Georg Schirrens Leben hat nur 46 Jahre gedauert, aber es ist köstlich gewesen und nicht nur, weil es Mühe und sehr viel Arbeit war. Schirren war der ehrlichste Mensch, den man sich vorstellen kann. Er hatte mehr Zivilcourage als die meisten anderen Menschen. Er sagte klipp und klar seine Meinung, auch wenn es oft diplomatischer gewesen wäre, sie für sich zu behalten."

3.3.3 Carl Hermann Schirren (C.H.S.)

Carl Hermann Schirren wurde am 22. Juli 1939 als 7. Kind von C.G.S. (1) und Annelise Schirren geboren. Die ersten fünf Lebensjahre wuchs er – kriegsbedingt – mit seiner Mutter und fünf Geschwistern auf. Der Vater und die beiden ältesten Brüder waren zur Wehrmacht eingezogen. Nachdem das elterliche Haus in Kiel im Juni 1944 durch einen Bombentreffer zerstört war, kam die Familie nach Preetz und fand dort zunächst in der Finnensiedlung, später im Klosterhof eine Bleibe. Er besuchte in Preetz die Grundschule und wechselte 1951, als die Familie wieder nach Kiel in das Haus

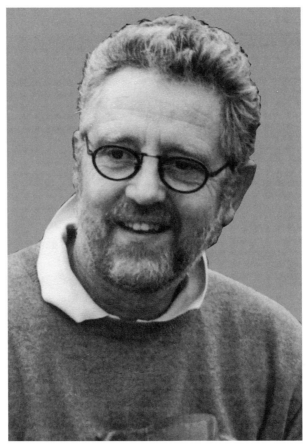

Abb. 46: Carl Hermann Schirren (1939) im Alter von 55 Jahren

Düppelstraße 18 zog, auf die Kieler Gelehrtenschule. Hier bestand er 1960 das Abitur.

Es hat für ihn niemals ein Zweifel daran bestanden, daß er Arzt werden wollte. Er begann das Studium an der Ludwig-Maximilian-Universität München im Wintersemester 1960 und wechselte nach dem Physikum (1962) an die Christian-Albrechts-Universität zu Kiel, wo er 1965 das Staatsexamen ablegte. Während der Studienzeit hat er verschiedene Jobs ausgeübt (Elektrikergehilfe, Briefträger, Nachtwache in Kliniken), um das Studium finanzieren zu können. Er promovierte mit einer Arbeit über „Übertragene Schwangerschaften". Medizinalassistentenzeit an der Universitäts-Frauenklinik Kiel, Unfallklinik Dr. Jensen Kiel und auf der inneren Abteilung des Bundeswehrkrankenhauses Koblenz. Von Januar 1968 bis März 1969 Bundeswehrdienst; Mai 1968 Geschwaderarzt beim III. Minensuchgeschwader. Vom 1. August 1968 bis 31. März 1969 an der dermatologischen Abteilung des Bundeswehrkrankenhauses Koblenz. Damals stand für ihn fest, daß er

Dermatologe werden wollte. Vom 1. April 1969 bis 31. August 1971 an der Universitäts-Hautklinik Hamburg-Eppendorf. Arzt für Dermatologie am 21. Oktober 1971. Von September bis Dezember 1971 arbeitete er in der Praxis seines Vaters, um sich auf die Kassenarzttätigkeit vorzubereiten und übernahm die von seinem Großvater begründete Hautarztpraxis am Schloßgarten 13 zum 1. Januar 1972 voll verantwortlich, während der Vater sich aus seiner 50jährigen Tätigkeit zurückzog.

Das hinderte C.G.S. (1) jedoch nicht daran, jeden Vormittag für einige Zeit in die Praxis hinunterzugehen – er wohnte im Dachgeschoß –, um nach dem Rechten zu sehen bzw. um alte Patienten zu sprechen und sich mit ihnen zu unterhalten. Hierfür war ihm das Röntgenzimmer reserviert worden. Darüberhinaus freute er sich über jede Möglichkeit in kleinem Kreise mit den beiden Nachfolgern in der Praxis über einen schwierigen Fall zu diskutieren.

1975 gewann er seinen Vetter Jul Michael Schirren (J.M.S.) für den Gedanken einer Gemeinschaftspraxis, wofür erhebliche Umbauten im Hause vorgenommen werden mußten. Die ärztliche Betreuung der Patienten erfolgte nun über drei Stockwerke. Die beiden Praxisinhaber gründeten 1987 gemeinsam mit Professor Dr. Dr. Wille, Dr. Poser und Professor Regensburger den Arbeitskreis „Erektile Dysfunktion", in welchem sie Probleme ihrer andrologischen Patienten bei Störungen der sexuellen Potenz diskutiert und Therapiemaßnahmen erörtert haben.

3.3.4 Jul Michael Schirren (J.M.S.)

Jul Georg Michael Schirren wurde am 20. Januar 1933 in Neu-Ruppin geboren als einziges Kind des Bildhauers und Psychologen Julius Schirren und seiner Ehefrau Ida Anna Lotti Schirren geborene Ludwig. Durch vielfachen Wohnungswechsel bedingt war ein häufiger Schulwechsel unerläßlich, und zwar sowohl in der Grundschule als auch im Gymnasium. Ab 1948 besuchte er die Kieler Gelehrtenschule und legte dort 1954 die Reifeprüfung ab.

Während sein Berufsplan ursprünglich eine Beschäftigung mit der Psychologie gewesen ist, entschied er sich nach dem Abitur im Zusammenhang mit zahlreichen Gesprächen innerhalb der Familie und von Freunden für die Medizin und begann dieses Studium im Wintersemester 1954 an der Christian-Albrechts-Universität zu Kiel. Physikum 1956. Ein klinisches Semester in Berlin und dann wieder in Kiel; dort selbst Staatsexamen am 25. Mai 1960. Ärztliche Tätigkeit an verschiedenen Kieler Kliniken. Approbation am 30. Juni 1962. Promotion am 2. Dezember 1965 in Kiel mit der Arbeit „Methodische Probleme in der Beurteilung des routinemäßig erstellten weißen Blutbildes". Der Entschluß für die Dermatologie wurde am Ende der Medizinalassistentenzeit gefaßt und führte zur Aufnahme der Weiterbildung an der Universitäts-Hautklinik Kiel. Am 5. April 1967 Anerkennung als Arzt

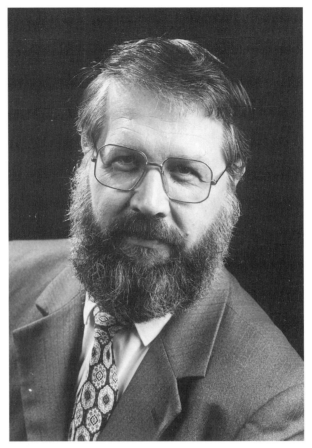

Abb. 47: Jul Michael Schirren (1933) im Alter von 60 Jahren

für Dermatologie. J.M.S. blieb an der Hautklinik und wurde 1968 Oberarzt. Am 8. Juli 1974 Habilitation mit einer Arbeit zum Thema „Die Nutzungsmöglichkeiten charakteristischer Eigenstrahlungen für eine dermatologische Strahlentherapie".

Spezialinteressen während seiner klinischen Tätigkeit waren: Allergologie, Andrologie, Strahlenkunde und medizinische Statistik. Zwecks Vertiefung seiner andrologischen Kenntnisse war er im November 1969 an der Universitäts-Hautklinik Erlangen. Diese Spezialität brachte J.M.S. in die Schloßgarten-Praxis ein, als er sich nach der Emeritierung seines Lehrers A. Proppe für das Angebot entschied, gemeinsam mit seinem Vetter C.H.S. 1975 eine Gemeinschaftspraxis zu betreiben.

3.4 Die Vertreter der IV. Generation
3.4.1 Ulrike Schirren-Kamp

Ulrike Schirren-Kamp (17. 05. 1993) ist die älteste Tocher von C.S. (2). Sie besuchte das Gymnasium Harksheide und bestand hier das Abitur. Anschließend studierte sie Medizin an der Christian-Albrechts-Universität zu Kiel und schloß mit dem Staatsexamen ab. Promotion über das Thema „Zur Frage der Wirkungen von Chemorezeptoren in der Skelettmuskulatur auf das Herz-Kreislauf-System des Menschen." Weiterbildung zur Fachärztin für Dermatologie an der Abteilung für Andrologie des Universitäts-Krankenhauses Hamburg-Eppendorf und am Anatomischen Institut sowie an der Abteilung Dermatologie der Universität Ulm. Sie ist mit Dr. Dr. Wilfried Kamp verheiratet. Aus der Ehe sind zwei Söhne hervorgegangen.

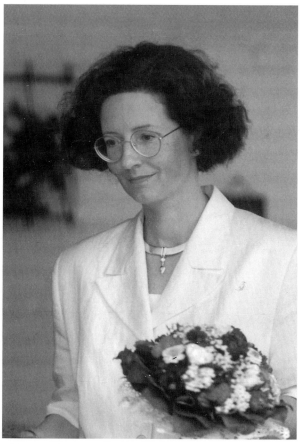

Abb. 48: Ulrike Schirren-Kamp im Alter von 39 Jahren.

3.4.2 Cornelia Immel

Cornelia Immel, geb. Schirren (21. April 1953-1993) war die älteste Tochter von C.G.S. (2). Sie besuchte die Schule in München und Marburg und machte in Marburg das Abitur. Anschließend studierte sie Medizin in Marburg, sie schloß es mit dem Staatsexamen ab. Approbation 1979. Weiterbildung zur Fachärztin für Dermatologie am Klinikum Steglitz, Dermatolog. Univ. Klinik in Berlin. Sie promovierte mit einer Arbeit über „HLA-Typisierung bei hyperthyreoten Patienten mit diffuser Struma". Bis zu ihrem Tode arbeitete sie in einer Gemeinschaftspraxis mit Prof. Dr. K. Winkler in Berlin.

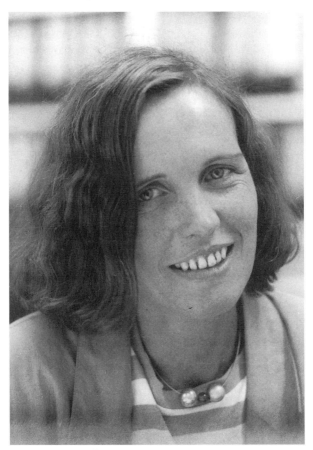

Abb. 49: *Cornelia Immel, geb. Schirren im Alter von 35 Jahren.*

3. 4. 3. Carl Georg Schirren

Carl Georg Schirren C.G.S.(3), geboren 30. April 1959, ist ein Sohn von Carl Georg Schirren – Marburg. Gymnasialbesuch in München und Marburg. Abitur. Medizin-Studium in Marburg. Staatsexamen 1987. Promotion: „Identifizierung von A 2-Adenosin-Rezeptoren" (Marburg – 1987). Facharztausbildung für Dermatologie an der Universitäts-Hautklinik München. Habilitation 1996 an der Univ. München für Dermatologie.

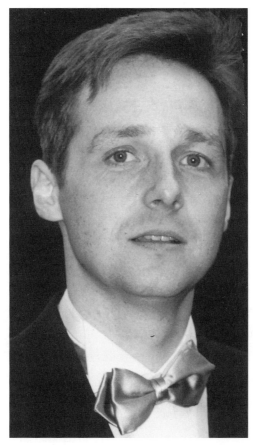

Abb. 50: Carl-Georg Schirren (CGS (3) Abb. 51 im Alter von 35 Jahren.

3.4.4 Hella Schirren

Hella Schirren geborene Herfs (27.7.1965) ist mit C.G.S. (3) verheiratet und Ärztin für Dermatologie. Sie promovierte 1992 mit einer Arbeit „Kardiale autonome Neuropathie und mikroangiophatische Langzeitkomplikationen bei Diabetes mellitus. Untersuchungen an 147 Patienten" an der Ludwig-Maximilians-Universität München.

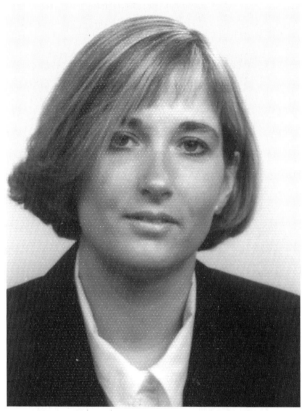

Abb. 51: Hella Schirren geb. Herfs im Alter von 30 Jahren.

3.5 Die Frauen der Schirrens

Es sei nicht verschwiegen, daß die *Frauen der Schirrens* in allen Generationen immer im Hintergrund gestanden haben, sich um die Erziehung der zum Teil recht zahlreichen Kinder kümmerten und im übrigen das Haus bestellten, was die Grundlage für die erfolgreiche berufliche Tätigkeit der männlichen Familienmitglieder war. Dieses Verhaltensmuster entsprach dem Zeitgeist. In der dritten und vierten Generation hat sich hier eine Änderung ergeben, indem teilweise Frauen auch den Arzt- bzw. Hautarztberuf ergriffen und mit ihrem Mann in der Praxis mitarbeiteten.

Bis zum II. Weltkrieg sind Frauen in der Familie Schirren nicht als Ärztinnen aufgetreten. Das lag wohl vor allem an den Zeitläufen und auch an der bei den Vertretern der ersten und zweiten Dermatologen-Generation herrschenden Auffassung, daß der Mann durch seine berufliche Tätigkeit für den Unterhalt der Familie zu sorgen habe, während die Frau sich für die Aufzucht der Kinder und den Haushalt verantwortlich fühlen sol te. Das änderte sich in der dritten und vierten Generation, indem nun die Frauen auch den Beruf des Arztes beziehungsweise Hautarztes ergriffen und zum Teil gemeinsam mit ihren Ehemännern ausübten.

Vor diesem gesellschaftlichen Hintergrund muß man es sehen, wenn die Frauen in den verschiedenen Generationen eine unterschiedliche Rolle gespielt haben, was den Beruf des Hautarztes betraf. Unbestritten ist dagegen, daß die Schirren-Frauen immer eine sehr wesentliche Funktion insofern wahrgenommen haben, als sie ihren Männern durch eine harmonische Atmosphäre im Hause eine wichtige Voraussetzung für deren Berufsausübung geschaffen haben. Das mag für heutige Verhältnisse als deklassiert beziehungsweise diskriminierend angesprochen werden. Aus den persönlichen Zeugnissen dieser Frauen der ersten und zweiten Generation kann man jedoch entnehmen, daß sie sich ihrer Stellung in Ehe und Familie durchaus bewußt waren und die übernommenen Pflichten gerne wahrnahmen.

3.5.1 Louisa Schirren

Louisa Schirren geborene Meyer (13.07.1872 bis 19.04.1941) stammte nicht aus Norddeutschland, sie war in Offenbach/Main geboren und hatte dort

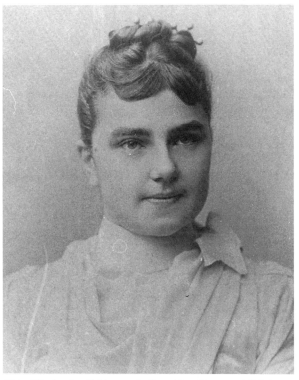

Abb. 52: Louisa Schirren als Braut im Alter von 17 Jahren.

ihre Jugend verlebt. C.G.S. (1) berichtet, daß seine Mutter „infolge des frühen Todes ihres Vaters Georg Meyer im Jahre 1883 bei ihrer sehr wohlhabenden Tante Luise Bömelburg in Kiel, Brunswiker Straße 8, der Schwester ihres Vaters, lebte und dort das fand, was die häuslichen Verhältnisse in Offenbach am Aliceplatz ihr nicht bieten konnten: ein offenes und mit viel Besuch gesegnetes Haus!" C.S. (1) lernte sie auf einem Ball kennen und ging häufiger durch die Brunswiker Straße, wenn er aus der chirurgischen Klinik kam beziehungsweise dorthin ging, um vor den Fenstern des Hauses Nr. 8 den Hut zu ziehen und damit sein Interesse zu bekunden. Es ist allerdings unwahrscheinlich, daß er die Angebetete am Fenster erkennen konnte, da er sehr kurzsichtig gewesen ist. Nach der Verlobung am 02. September 1889 begann C.S. (1) dann seine einjährige dermatologische Ausbildung an der Klinik von Professor Oskar Lassar in Berlin, Karlstraße 19, an welcher 30 Jahre später sein Sohn C.G.S. als Assistent arbeiten sollte.

Louisa Schirren nahm an der beruflichen Tätigkeit von C.S. (1) nicht teil, wie sie überhaupt allen medizinischen Fragen aus dem Wege ging. C.S. (1) hat über seine Ehe an seine Frau im Jahre 1916 aus dem Felde in einem

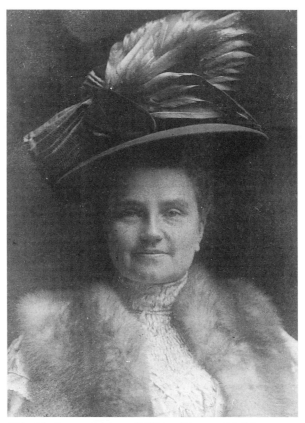

Abb. 53: Louisa Schirren 1910 im Alter von 38 Jahren.

Brief geschrieben, bevor man sich in der Stille in Wiesbaden zur Feier der silbernen Hochzeit traf. Ich entnehme diesen Text einer Schrift von C.G.S. zum 100. Geburtstag seines Vaters. „... Der gemeinsame Lebensweg mit mir zusammen ist gewiß nicht leicht gewesen. Das weiß niemand besser als ich selbst. Deine Eigenart hast Du vielleicht aufgeben müssen. Aber Du hast Dir dafür Deine Weiblichkeit erhalten. Dir ist es gelungen, wenn auch nicht ohne Kämpfe, restlich in mir aufzugehen dadurch, daß Du nicht nur mein mir angetrautes Weib wurdest, sondern dadurch, daß Du meine bessere Hälfte wurdest. Vorher hatte mir diese gefehlt. Allein ist der Mann nichts. Du wurdest die Ergänzung meiner Person, und wir wurden, wenn auch zwei, doch ein Ganzes! So sehe ich auf die 25 Jahre unseres gemeinsamen Lebensweges zurück als auf etwas Wohlgelungenes, was auch weitere 25 Jahre Bestand haben muß.

Und wenn ich mein ganzes Leben zurückblicke, lebenswert ist es für mich erst geworden, nachdem Du in meinen Gesichtskreis getreten warst. Im Grunde habe ich die ganzen 25 Jahre nur für Dich gelebt!" C.G.S. (1) fügt diesem Text hinzu: „Meine Mutter, die in der Tat mit ihrer ganzen Persönlichkeit in ihrem Mann aufgegangen war, haben diese Zeilen sehr glücklich gemacht, und sie hat sie bis an ihr Ende dankbar in ihrem Herzen bewahrt". Louisa Schirren war eine große Musikliebhaberin und hatte ein ständiges Abonnement im Kieler Stadttheater. Sie spielte täglich auf ihrem Flügel und setzte das bis ins Alter fort; allerdings mußte sie ihre Übungszeiten nach dem I. Weltkrieg und dem Todes ihres Mannes der Sprechstundenzeit in der Parxis anpassen, da C.G.S. (1) in den darüberliegenden Praxisräumen das Klavierspiel irritierte. Um Differenzen mit ihrem Sohn aus dem Wege zu gehen, hat Louisa Schirren ihre nicht oder noch nicht schulpflichtigen, im Hause wohnenden Enkel zu sich eingeladen, brachte ihnen die Grundzüge des Klavierspiels bei und hielt sie im übrigen dazu an, auf die Rückkehr des Vaters von seinem morgendlichen Spaziergang in den Botanischen Garten gemeinsam mit seinem Fachkollegen Dr. Heintze zu achten. Er war durch den Schloßgarten schon von weitem zu sehen.

3.5.2 Annelise Schirren

Annelise Schirren, geborene Reuter (20.4.1900 bis 26.8.1986) war seit 1921 mit C.G.S. verheiratet. Sie wuchs im Hause ihrer Großmutter Reuter in Kiel, Düsternbrooker Weg auf, da ihre Eltern wegen einer Lungenerkrankung des Vaters auf Madeira leben mußten. Wie sie ihren Kindern erzählte, hat sie viel von ihrer Großmutter gelernt, die streng, aber sehr gütig gewesen sein muß. Als junge Frau hatte diese ihren Mann, der Mitinhaber der Werft Reuter und Ihms in Kiel war, durch Ertrinken im Kieler Hafen verloren, als dieser einen über Bord gefallenen Arbeiter retten wollte. Die Strenge und den Stolz der Großmutter erfuhr sie, als sie aus der Schule vom Geschichtsunterricht über Bismarck erzählte und hinzufügte, sie hätte „nicht gewußt, daß wir

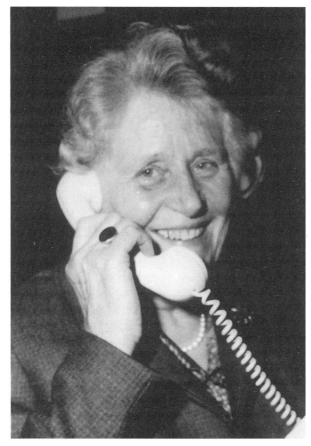

Abb. 54: Annelise Schirren im Alter von 75 Jahren am Telephon. Dieses Bild trug CGS (1) in seiner Brieftasche bei sich und hatte auf der Rückseite notiert: „Im Gespräch mit mir".

Preußen seien". Die Großmutter reagierte darauf spontan mit einer Ohrfeige und der Bemerkung: „Wir sind Schleswig-Holsteiner und wollen mit den Preußen nichts zu tun haben".

Sie hatte eine Berufsausbildung als Säuglingsschwester absolviert. Aus ihrer Ehe gingen sieben Kinder hervor (vier Jungen, drei Mädchen).

In dem Bereich der Haut-Praxis ihres Mannes, die zunächst im gleichen Hause stattfand, später jedoch in größerem Rahmen in das Haus Schloßgarten 15 verlegt wurde, um nach 1945 wieder in den Schloßgarten 13 zurückzukehren, hatte sie die gesamte Organisation unter sich: Einstellung des ärztlichen Hilfspersonals, Beschaffung des ärztlichen Bedarfes für Verbände usw., Reinigung. Auf diese Weise hatte sie eine Garantie dafür, daß der technische Ablauf der ärztlichen Tätigkeit ihres Mannes fest organisiert war.

Sie ist während der aktiven Zeit ihres Mannes niemals mit ihm in den Urlaub gefahren, sondern hat in den ein bis zwei Wochen, die C.G.S. abwesend war, die Praxisräume gründlich überholt und dafür Sorge getragen, daß die Patienten richtig versorgt wurden, indem sie diese beispielsweise an die Vertretung (zum Beispiel Professor Vonkennel an der Universitäts-Hautklinik) weiterleitete. Eine Vertretung in dem Sinne, wie sie ab 1945 üblich wurde, gab es in den zwanziger und dreißiger Jahren nicht.

Sie ging völlig in der Fürsorge für ihre Familie auf, in die sie auch die in Kiel lebenden Schwestern ihres Schwiegervaters einbezog. Blumen liebte sie über alles und war dankbar dafür, daß sie im Hause Niemannsweg 91, wohin die Familie 1939 umzog, einen großen Garten hatte, den sie nach ihren eigenen Plänen gestalten konnte. Im übrigen sorgte sie sich sehr darum, daß die Kinder ihre Freunde bzw. Freundinnen mit ins Haus brachten, wo sie es verstand, für alle eine harmonische Atmosphäre zu schaffen, was dazu führte, daß viele dieser Freunde auch nach Jahrzehnten noch zu ihr ins Haus kamen.

Bei den strengen Erziehungsmaßnahmen ihres Mannes den Kindern gegenüber war sie ein ausgleichendes Moment und verstand es, sich in schwierigen Situationen für das betreffende Kind einzusetzen. Die im Parterre des Hauses lebende Schwiegermutter versorgte sie mittags jeweils mit einer warmen Mahlzeit.

Die Erziehung der Kinder gestaltete sie mit C.G.S. (1) gemeinsam, wenngleich es auch manchmal deswegen zu Differenzen kam. Für die Söhne handelte C.G.S. (1) nach dem Grundsatz der Härte und des Verzichtes, wie er es in seiner Jugend erlebt hatte. Dabei war er nicht ungerecht, schoß manchmal jedoch auch über das Ziel hinaus. Die Kinder wurden frühzeitig dazu angehalten, dem Beruf des Vaters Aufmerksamkeit zu schenken, indem sie bereits im Alter von sechs/sieben Jahren telefonische Anrufe von Patienten zu notieren und in dringenden Fällen die Eltern unmittelbar zu benachrichtigen hatten; hierzu war eine entsprechende Telefonnummer hinterlassen. In diesen Bereich gehörte auch die Verantwortung der älteren für ihre jüngeren Geschwister. Die beiden ältesten Jungen hatten im Alter von sechs und sieben Jahren ihre lautschreiende Schwester (sie war damals vier Wochen alt) mit einer neuen Windel versehen, da sie bei der Mutter gesehen hatten, daß diese sich in einer derartigen Situation so verhielt. Dabei stellten die Brüder fest, daß die Windel durch die Wochenpflegerin mit einer großen Sicherheitsnadel durch die Bauchdeckenhaut befestigt worden war, was die Ursache des Schreiens gewesen ist.

Ein anderes Beispiel für die Erziehungsmethoden von C.G.S. ist mit der Kenntnisnahme der Angst der beiden ältesten Jungen vor dem Schulweg verbunden. Die Jungen berichteten, daß sie auf dem Wege zur Grundschule von älteren Jungen (die sogenannten Briten) angefallen und verprügelt sowie ihres Schulbrotes beraubt wurden. C.G.S. vermittelte bei dem Universitäts-Fechtmeister Pohle die Teilnahme am Boxunterricht und besprach mit den Söhnen, zunächst einen Umweg zur Schule zu machen. Nach etwa sechs Wochen, als sie sich eine Gegenwehr zutrauten, erlaubte er ihnen, wieder den alten Schulweg zu benutzen und riet dazu, sich bei einer erneuten Attacke der „Briten" gemeinsam mit Geschrei und den frisch erlernten Boxhieben auf die Angreifer zu stürzen. So geschah es auch und von Stund an wurden die Beiden nicht mehr angefallen; sie hatten die Erfahrung gemacht, daß man sich in schwierigen Situationen seiner Haut wehren muß.

Annelise Schirren hat stets sehr viel Wert darauf gelegt, daß ihre sieben Kinder in einer ansprechenden Umgebung aufwuchsen. So hat sie es abgelehnt, während des Zweiten Weltkrieges Möbel, Teppiche und Bilder auszulagern, um sie vor einem Bombenangriff zu schützen. Vielmehr erhielt sie die heimische Atmosphäre so, daß die Kinder nicht merkten, es habe sich im Hause etwas verändert, wiewohl sie von den Bombenalarmen und deren Folgen genug mitbekamen. Die Begründung für die Haltung lautete: „Die Kinder sollen im Hause so weiterleben wie sie es vor Kriegsbeginn erfahren hatten und sollen auf diese Weise in ihr späteres Leben die Erfahrung mitnehmen, wie wichtig für ein harmonisches Familienleben auch die äußeren Umstände sind".

Sie war ein allzeit fröhlicher Mensch, der davon auch in schwierigen Situationen an seine Umgebung gab, indem sie vor sich hin summte oder flötete. Ihr Mann, Carl Georg Schirren, mit dem sie fast 65 Jahre verheiratet war, faßte ihr Wesen in der Todesanzeige mit den Worten zusammen „Sie war der liebste aller Gottesgedanken".

3.5.3 Anneliese Schirren

Anneliese Schirren (2) geborene Köhler (09.05.1925) ist seit 1952 mit C.S. verheiratet. Sie hat Germanistik studiert und übte den Beruf der Lehrerin aus. Aus ihrer Ehe gingen vier Kinder hervor (ein Sohn, drei Mädchen). Nach der Geburt des ersten Kindes gab sie ihre berufliche Tätigkeit auf.

Ihre Freizeit füllte sie mit verschiedenen ehrenamtlichen Tätigkeiten z.B. im pädagogischen Bereich aus. Die Liebe zur Natur führte sie zur Ikebana-Kunst. Nach Studienaufenthalten in Kyoto/Japan wurde sie Lehrerin der Sogetsu- und Ikenobo-Schule und konnte ihre pädagogischen Fähigkeiten in Unterrichtskursen einbringen.

3.5.4 Leonore Schirren

Leonore Schirren, geborene Scharmer (21.5.1923) war mit C.G.S. (2) verheiratet. Sie erlernte den Beruf der Gärtnerin und übte diesen viele Jahre praktisch aus. Aus ihrer Ehe gingen sieben Kinder hervor (fünf Söhne, zwei Töchter), von denen ein Sohn (C.G.S. (3) und eine Tochter (Cornelia) Dermatologen wurden. Nach dem Tode ihres Mannes hat sie sich vor allem karitativen Aufgaben in der evangelischen Kirche gewidmet.

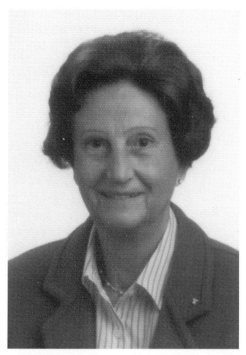
Abb. 55: Anneliese Schirren im Alter von 68 Jahren.

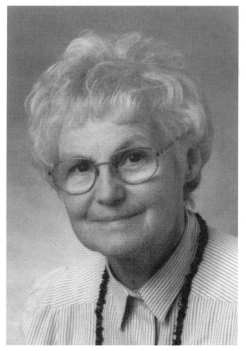
Abb. 56: Leonore Schirren im Alter von 64 Jahren.

3.5.5 Karin Schirren

Karin Schirren, geborene Kayser (24.06.1940) ist Ärztin und arbeitet gelegentlich als freie Mitarbeiterin in der Praxis am Schloßgarten mit. Aus der Ehe sind vier Kinder hervorgegangen (ein Sohn, drei Töchter).

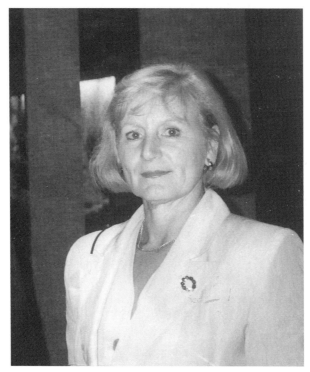

Abb. 57: Karin Schirren geb. Kayser im Alter von 55 Jahren.

3.5.6 Brigitte Schirren

Brigitte Schirren, geb. Schirrren (07. 02. 1932 in Neuruppin) ist seit 1959 mit Jul Michael Schirren verheiratet. Sie hat den Beruf der Weberin erlernt, übt diesen auch in einem eigenen Studio aus und hat mehrfach Ausstellungen ihrer Teppiche und Kleidungsstücke aus der eigenen Werkstatt veranstaltet. Aus der Ehe sind fünf Kinder hervorgegangen.

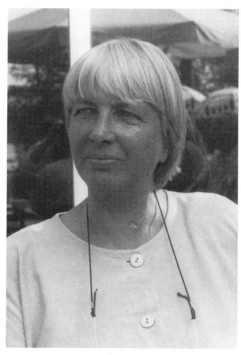

Abb. 58: *Brigitte Schirren im Alter von 55 Jahren.*

3.6 Stammbaum

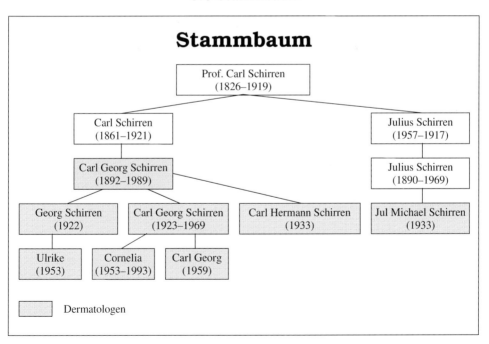

4. Können die Ergebnisse der modernen medizinischen Forschung in freier Praxis zur Anwendung gelangen?

Dieses Kapitel ist besonders eingefügt worden um darzustellen, inwieweit die Erkenntnisse der modernen medizinischen Forschung in einer dermatologischen Fach-Praxis umgesetzt werden können. Eine Erörterung dieser Frage ist vor allem im Hinblick auf eine Qualitätsbeurteilung der Praxis von Bedeutung. Hierzu wird die chronologische Zuordnung zugunsten einer fachbezogenen Reihung verlassen. Innerhalb der verschiedenen Spezialitäten wird jedoch in der Reihenfolge der Generationen vorgegangen.

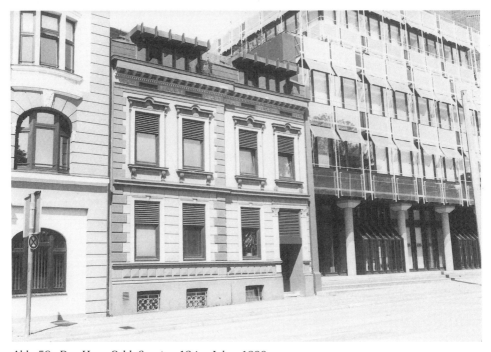

Abb. 59: Das Haus Schloßgarten 13 im Jahre 1990.

Jede ärztliche Tätigkeit ist zunächst darauf aufgebaut, was der Arzt im Rahmen seiner Ausbildung als Student auf der Universität und daran anschließend in der fachärztlichen Weiterbildung erlernt hat. Das alleine genügt jedoch nicht, um auf Dauer ärztlich tätig zu sein. Vielmehr übernimmt die ärztliche Fortbildung während der praktischen Tätigkeit eine wichtige Funktion. Hier erfährt der Arzt, mag er Allgemeinarzt oder Facharzt für eine

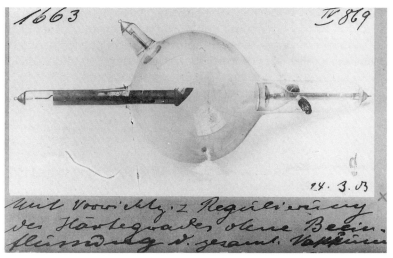

Abb. 60: *Röntgenröhre, wie sie im Jahre 1905 durch C.S. (1) für seine Bestrahlungen benutzt wurde (mit freundlicher Genehmigung und Unterstützung der Fa. Siemens, Medizinische Technik ÖA/Med. Archiv-Nr. 1663 IV 869 vom 18.03.1993).*

Auf Ihren Wunsch bestätige ich gerne, was ich Ihnen mündlich schon s. Z. gesagt habe, dass ich mit der Leistungsfähigkeit meines aus Ihrer Fabrik herrührenden Röntgenapparates auf das äusserste zufrieden bin.

In den 2½ Jahren, da ich ihn benutze, habe ich weder ein Versagen erlebt, noch irgend eine Reparatur nötig gehabt, so dass mir meine ärztliche Tätigkeit seitdem eine viel grössere innere Genugtuung hat geben können.

Ich habe, seitdem ich mit Ihrer Firma in Verbindung getreten bin, nichts erfahren, was mir unangenehm gewesen wäre. Leistungsfähigkeit und Ausführung, Aufstellung und Geschäftsgebaren von seiten Ihrer Firma habe ich stets nur als erstklassig kennen gelernt.

Kiel, 7. März 1907.   Dr. med. Schirren, Arzt für Hautkrankheiten.

Der von Ihnen 1903 bezogene Röntgenapparat arbeitet heute noch mit gleicher Vorzüglichkeit wie im Anfange. Reparaturen sind noch nicht nötig gewesen.

Hamburg, 7. März 1907.   Orthopädisches Institut.
Dr. Gustav Stein und Dr. Georg Preiser.

Auf Ihre Anfrage hin bestätige ich Ihnen gern, dass ich mit der Ausführung und Leistungsfähigkeit des von Ihnen vor 3 Jahren gelieferten Röntgenapparates sehr zufrieden bin. Obwohl derselbe täglich zu therapeutischen Zwecken stundenlang in Betrieb war, sind bis heute niemals Reparaturen an demselben zu verzeichnen gewesen.

Hamburg-Altona, 7. März 1907.
Dr. P. Wichmann, Spezialarzt für Hautkrankheiten.

Abb. 61: *Auszug aus dem Katalog der Firma Reiniger-Gebbert und Schall Band 18, IX. Abteilung-Anerkennung 1908 mit einer Notiz von CS (1). Darunter eine weitere Anerkennung des Hamburger Hautarztes Prof. Dr. Paul Wichmann (1872-1960) dem Initiator der Hamburger Dermatologischen Gesellschaft (mit freundlicher Unterstützung durch das Referat ÖA Med. Archiv Medizinische Technik der Firma Siemens, Erlangen).*

Spezialdisziplin sein, neue Erkenntnisse in der Diagnostik und Therapie, die er in seiner Praxis umsetzen sollte. Im Rahmen des Lebenslaufes der einzelnen Vertreter in drei Generationen ist bereits darauf verwiesen worden, in welcher Weise von den Möglichkeiten der Fortbildung Gebrauch gemacht wurde. Das führt zu der Überlegung, inwieweit die Ergebnisse der modernen medizinischen Forschung zum Beispiel jeweils Einzug in die Behandlungsprinzipen bzw. in die Diagnostik fanden.

4.1 Strahlentherapie

Der Praxisgründer schuf mit der Einführung der Röntgenbestrahlung eine Möglichkeit, sich zusätzlich zu profilieren, indem er bereits kurz nach Entdeckung der Röntgenstrahlen im Jahre 1895 durch W.C. Röntgen und nach deren therapeutischer Prüfung für die Behandlung von dermatologischen Affektionen dieses Verfahren in seiner Praxis einführte und damit den anderen niedergelassenen Ärzten signalisierte, daß bei ihm die moderne Therapie praktiziert wurde. Es ist bemerkenswert, daß sich in der Praxis Schloßgarten 13 eine so neuartige Methode auch über die folgenden Jahrzehnte gehalten hat, wenn man bedenkt, daß Viktor Klingmüller als Direktor der Hautklinik in Kiel Hans Meyer im Jahre 1910 an die Klinik holte, der sich 1911 mit einer Arbeit „Die biologischen Grundlagen der Strahlentherapie" habilitierte und zum Leiter des Licht-Institutes der Klinik und Poliklinik für Haut- und Geschlechtskrankheiten bestellt wurde. Nach den Ausführungen von Proppe (1951 und 1973) war „Kiel die führende Universität der Licht- und Röntgentherapie geworden". Vor diesem Hintergrund muß es durchaus als eine großartige Leistung gewertet werden, wenn C.S. bei der von ihm eingeführten und als richtig erkannten dermatologischen Röntgentherapie geblieben ist. Daß ein persönlicher Kontakt zwischen C.S. und Meyer bestanden haben könnte, läßt sich aus den Unterlagen nicht beweisen, da kaum welche vorhanden sind. Es muß allerdings als sehr unwahrscheinlich angesehen werden, da keinerlei Beziehung zur Hautklinik bestand. Schriftliche Unterlagen über die Bestrahlungen von Patienten aus dieser Zeit liegen nicht mehr vor; sie sind im II. Weltkrieg ein Opfer der Flammen geworden. Insofern kann nur auf Berichte seines Sohnes C.G.S. (1) zurückgegriffen werden. Dieser erinnerte sich, daß zum Beispiel die Dosimetrie mittels Plättchen vorgenommen wurde und daß der Indikationsbereich maligne Hauttumoren sowie Sykosis barbae, Psoriasis vulgaris und chronische Ekzeme betraf. Spätere Forschungen von Hans Meyer (1877 bis 1964) am Strahlenforschungsinstitut der Akademischen Heilanstalten in Kiel lieferten wesentliche Erkenntnisse dafür, um neue Dosimeter einzuführen. Dieses Institut war vom damaligen Direktor der Kieler Universitäts-Hautklinik Victor Klingmüller (1870 bis 1942) initiiert worden. Die Bestrahlungsindikation am Schloßgarten reichte vom chronischen Ekzem über die Psoriasis, die Sykosis barbae bis zu den Hautkrebsen.

Zu den Bestrahlungsmöglichkeiten zählt auch die Anwendung der von Niels Ryberg Finsen (1820 bis 1904) entwickelten Kohlenbogenlampe – der sogenannten „Finsen-Lampe" – für die Behandlung der Hauttuberkulose. Eine derartige Lampe etablierte der Praxisgründer ebenfalls, was sich bei der damaligen Häufung der Hauttuberkulose als sehr effektiv herausstellen sollte, da ein Besuch in Kopenhagen zur Bestrahlung für die meisten Patienten aus finanziellen Gründen scheitern mußte.

C.G.S. (1) übernahm die von seinem Vater eingeführte Röntgentherapie und praktizierte sie während seiner beruflichen Tätigkeit von 1921 bis 1971 mit großem Erfolg, wie seine Bestrahlungsdaten belegen. Im Laufe der Jahrzehnte hatte sich allerdings der Indikationsbereich insofern geändert, als mit der Entdeckung der Sulfonamide und später der Antibiotika eine Röntgenbestrahlung der Sykosis barbae nicht mehr in Betracht kommen konnte, bei der Psoriasis-Bestrahlung die seltenere Strahlenanwendung wegen der Strahlenschäden bei zu häufigen Bestrahlungen sich durchgesetzt hatte und durch Verfeinerung der chirurgischen Operationstechniken in vielen Fällen eine operative Entfernung der malignen Tumoren vorgenommen wurde.

Aus den Unterlagen des „Strahlenbuches", in welchem alle Röntgenbestrahlungen dokumentiert worden sind (s. Abb. 36) geht hervor, daß in den Jahren 1946 bis 1989 insgesamt 9.5320 Patienten wegen Ekzem, Psoriasis und Entzündungen bestrahlt worden sind. Von 1952 bis 1989 wurde darüber hinaus 7.778 Patienten wegen verschiedener Hauttumoren (Basaliom, Spinaliom, Melanom), sowie wegen folgender Affektionen bestrahlt: Epihora, Keloid, Angiom, Dupuytren'sche Kontraktur, solare Hyperkeratosen, Morbus Dubreuilh und Induratio penis plastica. Im Laufe der Jahre hat die Anzahl der Bestrahlungen pro Jahr abgenommen, das sich der Indikationsbereich aufgrund neuerer Erkenntnisse zugunsten operativer Maßnahmen verändert hatte.

Nach dem II. Weltkrieg erfuhr die dermatologische Strahlentherapie in der Praxis durch den in München tätigen Sohn von C.G.S. (1) (C.G.S. 2) eine sehr wesentliche Neuorientierung. So wurde ein neues Dermopan-Gerät angeschafft, der Senior erhielt in seiner Praxis bzw. auf speziell für ihn in München eingerichteten Fortbildungsstunden eine intensive Fortbildung.

Aufgrund der Unterlagen, wie sie im Strahlenbuch dokumentiert sind, kann man entnehmen, daß die Erfolge der Strahlenbehandlung sehr gut waren. Das ergibt sich unter anderem auch daraus, daß die Patienten längere Zeit nach der letzten Bestrahlung hinsichtlich des Behandlungseffektes kontrolliert wurden. Die scheinbar großen Zahlen von Bestrahlungspatienten können allerdings nicht etwa Veranlassung dafür sein, daß die Röntgenbestrahlung kritiklos, d. h. ohne eine klare Indikation, vorgenommen wurde. Andererseits ist nicht zu übersehen, daß in vielen Fällen seitens der Fachkollegen bzw. anderer niedergelassener Kollegen Überweisungen vor-

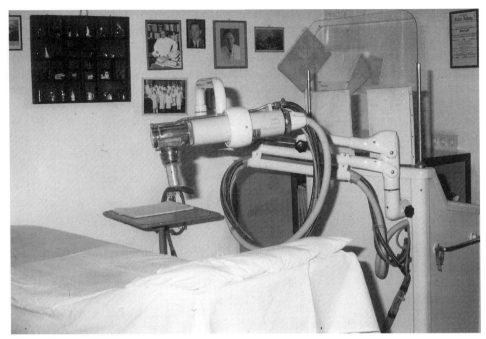

Abb. 62: Blick in das Röntgenzimmer in seiner gegenwärtigen Form. Im Hintergrund eine Reihe von Abbildungen klinischer Lehrer, so zum Beispiel J. Kimmig, C.G. Schirren - München, A. Marchionini - München und darunter die Assistenten der Hamburger Hautklinik anläßlich des Ausscheidens von C.H. Schirren nach Beendigung seiner dort absolvierten Ausbildung.

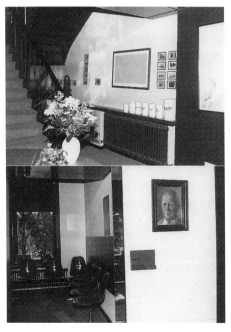

Abb. 63: Eingang in das Hochparterre des Hauses Schloßgarten 13 mit Blick auf den Treppenaufgang nach oben.

Abb. 64: Eingang zum Wartezimmer im ersten Stock des Hauses Schloßgarten 13 mit Portrait in Öl von Harald Duwe (C.G.S. (1))

genommen wurden mit dem besonderen Anspruch einer Röntgenbestrahlung, zum Beispiel bei einem Hautkrebs. Die Praxis am Schloßgarten hat in dieser Beziehung also eine Sonderstellung im Rahmen anderer niedergelassener Hautarztpraxen eingenommen.

In den Bereich der Anwendung von Strahlen in der Dermatologie gehört auch die moderne Ultraviolett-Bestrahlung zur Behandlung von chronischen Hauterkrankungen mit einer generalisierten Ausdehnung; hierfür sind in der Praxis einige Spezialkabinen eingerichtet.

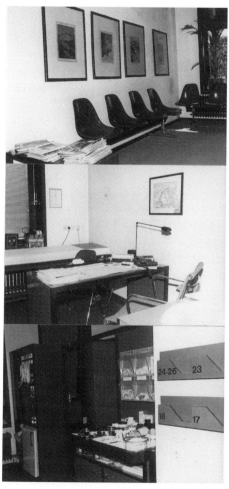

Abb 65: *Wartezimmer im Hochparterre des Hauses Schloßgarten 13 mit Radierungen von Max Klinger an der Wand*

Abb 66: *Sprechzimmersituation im Hochparterre des Hauses Schloßgarten 13*

Abb 67: *Durchgang im Hochparterre Schloßgarten 13 mit Ablagemöglichkeit für die laufenden Patientenkarteikarten an der Wand, Verbandswagen*

4.2 Für die *Allergologie* besitzt die Praxis die Zusatzbezeichnung Allergologie und weist sich damit als besonders kompetent für die in der Zunahme begriffenen allergischen Erkrankungen der Haut und Schleimhäute aus. Diese Entwicklung beruht nach J. Kimmig auf dem „Einbruch der Chemie in den Lebensraum des Menschen", da das Individuum im Gegensatz zu früheren Zeiten in erhöhtem Umfange mit chemischen Substanzen in fester, flüssiger und Gas-Form in Berührung kommt. Das gilt zum Beispiel für Ekzeme aufgrund von Hautkontakten mit Chrom und Nickel, das gilt für das Heufieber und für das endogene Ekzem wie auch für inhalative Allergene im Alltag bzw. im Beruf. Die zur Diagnostik unerläßlichen Hauttests (Kälte, Wärme, Druck, Licht, Fotopatch und Foto-Prick) sowie Provokationstests (Conjunctional, Nasal, Bronchial, Oral, Parenteral) werden unter kontrollierten Voraussetzungen durchgeführt und bieten somit eine gute Basis für die Erkennung, Zuordnung und Prophylaxe bei Verdacht auf eine allergische Erkrankung. Die Praxis ist darauf eingerichtet, daß auch den selten zu beobachtenden Nebenwirkungen bei diesen Tests effektiv begegnet werden kann. Darüber hinaus können auch RAST-Tests (Radio-Allergo-sorbens-Test) und der Nachweis von Gesamt-IgE im Serum durchgeführt werden. Auch hier finden wir also alle modernen Untersuchungstechniken vertreten, die für eine qualitativ hochwertige dermatologische Diagnostik erforderlich sind.

4.3 Der Einbau der *Andrologie* in die Schloßgarten-Praxis erfolgte unter C.G.S. (1) im Zusammenhang mit dem Besuch entsprechender Fortbildungsveranstaltungen an der Hamburger Spezialeinheit für Andrologie und laufenden Diskussionen mit seinem ältesten Sohn C.S. (2). Auf diese Weise war die Möglichkeit gegeben, ständig Informationen über neue Entwicklungen zu erhalten und im übrigen Problemfälle unmittelbar telefonisch zu diskutieren, so daß im Einzelfall eine schnelle Entscheidung für den Patienten getroffen werden konnte, sei es hinsichtlich einer erweiterten Diagnostik bzw. einer therapeutischen Maßnahme. C.G.S. (1) hat diesen schnellen Gedankenaustausch sehr gerne wahrgenommen und als eine Bereicherung seiner ärztlichen Tätigkeit angesehen. Untersuchungen auf Zeugungsfähigkeit spielten vor dem I. Weltkrieg keine Rolle. Das beruhte vor allem darauf, daß die Bedeutung des Mannes für die Fortplanzung beim Menschen zwar generell bekannt gewesen ist; in einer patriarchalisch ausgerichteten Gesellschaft war es jedoch völlig ausgeschlossen, die „Unfähigkeit" des Mannes in Frage zu stellen. Dementsprechend wandte sich das Interesse der Ärzte vornehmlich den Frauen zu, so daß das Fach Gynäkologie sich in einer sogenannten *großen* Disziplin innerhalb der Medizin entwickeln konnte. Wir finden dementsprechend in der I. Generation – bei dem Praxisgründer – keinerlei Anzeichen für eine Beschäftigung mit der Untersuchung des Mannes auf Zeugungsfähigkeit. Allerdings ist von ihm bekanntgeworden, daß er sowohl in Schulen als auch vor Versammlungen älterer Kieler Bürger Vorträge über Geschlechtskrankheiten und über die Sexualität des Menschen sowie über die Ehe gehalten hat. Seine Einstellung zu Ehe und Familie und zur Rolle der Frau sind als Manuskript erhalten geblieben.

Sein Sohn C.G.S. (1) als Vertreter der II. Generation hat nur in Einzelfällen in der Zeit von 1921 bis 1939 Untersuchungen auf Zeugungsfähigkeit durchgeführt, wobei lediglich der mikroskopische Nachweis von Spermatozoen als Folge fehlender Kriterien für ausreichend angesehen werden mußte. Nach dem zweiten Weltkrieg trat auf diesem Gebiete eine Wende ein, durch welche die Andrologie in der Praxis zu einem wesentlichen Bestandteil der ärztlichen Tätigkeit wurde (vgl. S. 89) In der III. Generation (C.H.S. und J.M.S.) ist diese andrologische Spezialität weiter ausgebaut worden zu einem Speziallaboratorium im Keller des Hauses Schloßgarten 13 mit einer zusätzlichen Einrichtung für radioimmunulogische Hormonanalysen für FSH, LH, Prolaktin und Testosteron (RIA), sowie für die Geschlechtschromatinbestimmung; außerdem werden die Spezialtests (Penetrac-Test[R] zur Überprüfung des Eindringens der Spermatozoen in den Zervikalschleim und der HOS-Tests (hypoosmotischer Schwelltest) zur Prüfung der Membranstabilität der Spermatozoen vorgenommen. Dadurch bekam die Andrologie des Hauses einen Stellenwert, der für ein Speziallaboratorium mit einem Arzt für Laboratoriummedizin zutreffend wäre. Wenn diese Dinge in der Praxis am Schloßgarten praktiziert werden können, so ist das die Folge einer entsprechenden Weiterbildung der Praxisinhaber und einer hervorragenden Qualifikation der Mitarbeiterinnen. Mit Recht kann man daher davon sprechen, daß „der Schloßgarten" mit seinen Möglichkeiten einer hochqualifizierten andrologischen Untersuchungstechnik jeder Universitätsklinik beispielhaft Konkurrenz macht.

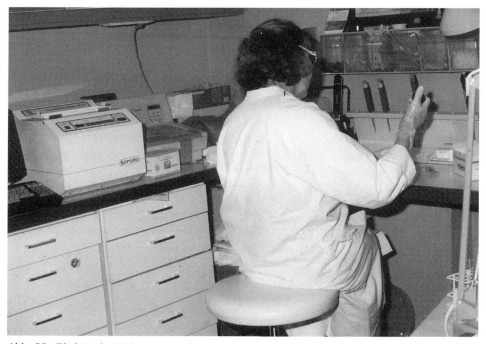

Abb. 68: Blick in das Laboratorium der Praxis mit Analysen für RIA

4.4 Im Rahmen der *Phlebologie* führte C.G.S. (1) den plastischen Gehstützverband nach Sigg bei Vorhandensein eines Ulcus cruris varicosum ein und schuf sich damit ein solide Basis für die Behandlung vor allem älterer Menschen. In kleinem Rahmen nahm er auch Verödungen von Krampfadern vor. C.G.S. (1) zog aus den ersten Erfahrungen bei phlebologischen Eingriffen die logische Konsequenz, sich in der Zukunft sehr intensiv mit dieser Spezialität zu beschäftigen, die in den folgenden Jahrzehnten zu einem weiteren Markenzeichen der Praxis werden sollte. Denn die Behandlung der Unterschenkelgeschwüre mittels des Kompressionsverbandes führte innerhalb von ein bis zwei Tagen zur Beseitigung der vorher vorhandenen Schmerzen und trug darüber hinaus dazu bei, daß die Betroffenen weiterhin arbeitsfähig waren. Das war gerade für die Bevölkerung der ländlichen Umgebung von Kiel und in Schleswig-Holstein ein sehr wesentlicher Gesichtspunkt, um die Praxis am Schloßgarten aufzusuchen. C.G.S. (1) wendete diese phlebologischen Maßnahmen mit großem Erfolg an, gewann durch eine Art von Flüsterpropaganda gerade bei den Landfrauen ein großes Renommee und viele neue Patienten, die es nicht glauben konnten, daß ihnen durch eine so einfache, allerdings konsequent durchgeführte Methode geholfen werden könnte. Besonderen Wert legte C.G.S. (1) auf die Compliance seiner Ulcus-Patienten, da hiervon der Behandlungserfolg ganz entscheidend abhängig sein würde. Hierzu unterwies er selbst die Patienten, *wie* der Kompressionsverband anzulegen sei. Darunter verstand er die anfangs tägliche Wiederbestellung der Patienten zur Kontrolle der Verbandanlegung, daß der Kompressionsverband also am entleerten Bein morgens *vor* dem Aufstehen und nicht erst nach dem Frühstück anzulegen und daß das Bein von den Zehen nach oben bis oberhalb des Knies zu wickeln sei. Die III. Generation baute die Phlebologie weiter aus und wandte sich vor allem einer Intensivierung der Verödungstherapie zu.

4.5 Die moderne Dermatologie kann auf eine *medizinische Kosmetik* nicht verzichten, die z. B. bei der Akne vulgaris und ihren Sonderformen, sowie zur Narbenbehandlung eingesetzt wird. Die Praxis hat sich dieser Behandlungsform besonders angenommen, indem sie Spezialkräfte einstellte, die z. B. die Patienten in der Handhabung der Therapiemaßnahmen unterwies, die diese im Hause durchführen sollten.

4.6 Die *Proktologie* – ein weiterer Spezialzweig der Dermatologie zur Diagnostik und Therapie bei Hämorrhoiden und Ekzemen im Analbereich – wurde erst in der III. Generation praktiziert, nachdem auch hier in den entsprechenden Fortbildungsseminaren das Rüstzeug erworben war und durch laufende weiterführende Veranstaltungen vertieft werden konnte. Dieser Zweig hat sich als unerläßlich für eine moderne dermatologische Spezialpraxis erwiesen.

4.7 Prinzipien der Lokalbehandlung

Die Kunst des Rezeptierens von dermatologischen Lokaltherapeutica wird auch in der Gegenwart beherrscht, wenngleich sie auf den Universitäten nicht mehr gelehrt wird und auch an vielen Hautkliniken nicht praktiziert werden kann, weil kaum ein Klinikangehöriger dieses Metier beherrscht. In der Praxis Schloßgarten 13 wird nach den alten Grundsätzen unter Einbeziehung der modernen Galenik eine Lokalbehandlung zur Anwendung gebracht, die den Erkenntnissen der Forschung gerecht wird.

Die alten Rezepturen sind in mancher Hinsicht – vor allem durch die Einführung einer neuer Galenik – durch Akzeleration einer Hautpenetration durch Harnstoff verbessert worden, ohne daß sie deshalb an der Grundtendenz der Behandlung durch die alten Dermatologen wie feucht auf feucht, Trockenbehandlung mit einer Schüttelmixtur bei oberflächlichen Dermatosen und Pastenanwendung zur Behandlung von infiltrierten Hautveränderungen, eventuell unter Zusatz von Schwefel, Teer u.a., sowie Salben bei ausgesprochenen trockenen Erscheinungen geändert haben. Lotiones, Coldcreames, Tinkturen stellten weitere dermatologische Therapeutika dar, die je nach dem Krankheitsbild zur Anwendung gelangen. Einen Überblick der Entwicklungstendenzen bei der Lokaltherapie in den letzten 100 Jahren vermittelt Stüttgen (1989) in einer Tabelle, die allerdings nicht bedeuten soll, daß die bewährten Anwendungsmöglichkeiten mit fortschreitender Zeit entfallen würden. Vielmehr geht aus dieser Aufstellung die allgemeine Entwicklung hervor.

Entwicklungstendenzen der Lokaltherapeutika (nach Stüttgen – 1989)

Wirkstoffe der Lokaltherapie um die Jahrhundertwende
Einteilung der Wirkung nach physiologischen (toxischen) und histologischen Erkenntnissen
Einteilung der Therapeutika
Lesser 1908

Streupuder	H_2O_2, Formaldehyd, Salicylsäure
Salben	Borsäure, Jod, Schwefel, Wismut
Teermittel	Zinkoxyd
Schwefelmittel	Teere, Schieferöle, Ichthyol
Ätzmittel	Gerbsäure
Antiparasitäre Mittel	Naphthol, Pyrogallol, Phenole
Varia	Bleipflaster (ölsaures Salz von Blei)
	Anthrarobin, Chrysarobin, Dithranol,
	Triphenylmethan-/Acridin-Farbstoffe,
	Anilinfarbstoffe

1930	Mitigal
1940	Hexachlorcyclo-Hexan
	Sulfonamide

Um 1950 Beginn einer therapeutischen Wende, vornehmlich durch Übernahme von Wirkstoffen der systemischen-pharmakologischen Therapie in die Lokaltherapie

>Antihistamine
>Antibiotika
>Antibiotische Antimycetica
>Hydrocortison – Corticosteroide
>Cytostatica
>Virustatica
>Tretinoin – Retinoide
>Photosensibilisatoren (Psoralene)

Um 1970 Beginn der transcutanen Therapie (Haut nur Resorptionsorgan)

Nitroglycerin	nichtsteroidale Antiphlogistika
Sexualhormone	Scopolamin

Heutiger Trend

Durch neue Galenik	Anwendung von Zytokinen bzw. Antagonisten
und Akzeleratoren	Immunmodulatoren
der Penetration	Heparin (oide) u.a.
Harnstoffe, DMSO,	
Azone	

Anläßlich des 100jährigen Jubiläums der Hautarztpraxis Schirren in Kiel erschien in der Reihe „Dermatologie heute" eine Sonderausgabe von sechs Seiten im Zeitungsformat (Abb. 68) mit zahlreichen Abbildungen und historischen Reminißenzen, aus denen der Leser Wesentliches zum Verständnis einer über drei Generationen gehenden Dermatologenfamilie entnehmen konnte. Diese Ausgabe wurde an alle Dermatologen Deutschlands verteilt. Es war das erste Mal, daß ein solches Informationsblatt in dieser Form an die Berufskollegen zur Verteilung gelangte und damit zugleich Rechenschaft über das Berufsbild des Dermatologen innerhalb einer Familie ablegte. Als Besonderheit diente dabei, daß über 100 Jahre in den gleichen Räumen die Tätigkeit des Hautarztes ausgeübt war.

Nr. 5 A / 4. Jahrgang   Berlin / Kiel, Oktober 1990

DERMATOLOGIE HEUTE

100 Jahre Hautarztpraxis Schirren in Kiel, Schloßgarten 13

Schriftleitung: Prof. Dr. Dr. h.c. Hans Rieth,
D-2000 Hamburg 70, Oktaviostraße 24

Herausgeber und Verlag: Diesbach Verlag GmbH, Bundesplatz 3, D-1000 Berlin 31. Verantwortlich für den Anzeigenteil: Lutz Diesbach. Z. Zt. gültige Anzeigenpreisliste Nr. 4

100 Jahre Hautarztpraxis Schirren

Wenn in einer Arztpraxis ein ganzes Jahrhundert hindurch Hautkranke von Ärzten gleichen Namens behandelt werden, dann muß es sich um eine dermatologische Großfamilie handeln. Und das ist die Kieler Familie Schirren in der Tat: Dermatologen in vier Generationen. Natürlich sind nicht alle im Schloßgarten 13 geblieben. Es hat sie "in die Welt hinaus" getrieben, an Universitäts-Hautkliniken, sei es um 1967 - einen Weltkongreß der Dermatologie zu organisieren, oder - typisch für das Haus Schirren - die Initiative zu ergreifen, um der neu aufkommenden Disziplin Andrologie die entscheidenden Impulse zu geben, z. B. durch Gründung der Zeitschrift "andrologia", der allerersten auf internationaler Ebene.

Tradition

Ähnlich wie in der Dermatologenfamilie Unna war auch in der Familie Schirren die Vorbildfunktion jeder Generation prägend für den Entschluß, der Tradition zu folgen und sich den Hautkranken zu widmen.

Ohne angeborenes Talent allerdings übersteht keine Tradition hundert Jahre. Kommt noch hinzu, daß der Exponent der zweiten Generation selbst fast hundert Jahre alt wurde, dann war wohl Venus mit Fortuna im Bunde.

Blick in die Geschichte

Es lohnt sich immer, den Blick in die Vergangenheit zu werfen. Mal fällt er hierhin, mal dorthin, mal geht einem endlich - ein Licht auf, mal trifft einen eine Erkenntnis wie ein Blitzstrahl, oder es ist nur ein Aufleuchten im Blitzlicht, vielleicht auch nur ein kleines Irrlicht.

Wer in der Geschichte herumstöbert, der kann Vergleiche ziehen zwischen gestern und heute, kann die Tiefe der Erinnerung ausloten. Manch Verborgenes oder gar Verschollenes gewinnt wieder Leben, wird Energiespender für Aufgaben, die Kraft kosten.

Mag der Blick in die Geschichte der Dermatologen-Großfamilie Schirren wie ein Kaleidoskop wechselnde Kombinationen von Einsichten ermöglichen und das entstehende Gefühl von Sympathie als innere Verbundenheit empfunden werden, dann waren die einführenden Worte nichts weiter als eine "captatio benevolentiae" - die Gewinnung des Wohlwollens des angesprochenen Lesers.

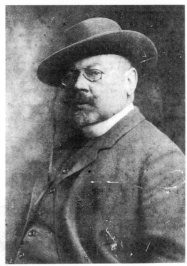

Porträt des Praxisgründers *Carl Schirren* aus dem Jahre 1910.

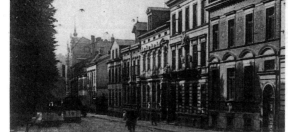

Schloßgarten in Kiel um die Jahrhundertwende, mit den Häusern von Nicolai (erstes von rechts mit dem bogenförmigen Eingang)

Motivation
Warum gerade Hautarzt?

Welche Motive bewegen einen Menschen, sich Hautkranken zu widmen, ein Leben damit zu verbringen, kranke zwischen dem Wesen des Menschen und seinem Erscheinungsbild zu erforschen, zu interpretieren und

Anhang

Im nachfolgenden Anhang sind die wissenschaftlichen Publikationen der vier Dermatologen-Generationen zusammengestellt. Sie sind bewußt an diesen Platz verwiesen worden, da sie im Textteil des Buches störend auf den Leser gewirkt hätten. Andererseits sollte auf diese Aufstellung aber auch nicht verzichtet werden, da sie einen Eindruck davon vermittelt, was an Fleiß, Originalität, breitgefächerten Interessen und wissenschaftlicher Qualität innerhalb dieser Gruppe vorhanden ist. Die Aufstellung ist chronologisch geordnet.

Im Text erwähnte Literatur anderer Autoren

Stüttgen, G.: Standort und Ausblick der deutschsprachigen Dermatologie. Berlin: Grosse 1988

Unna, P.G.: Kriegsaphorismen eines Dermatologen. Zweite vermehrte und verbesserte Auflage. Berlin: August Hirschwald 1917

Wiedemann, H.R.: Langlebigkeit und geistige Vitalität. Dreißig Vorbilder. Lübeck: Dräger-Druck 1995

Carl Schirren (1861 – 1921)

Das Aristol in der Behandlung der Psoriasis. Berliner klin. Wschr. 27, 252-254, 1890.

4./5. Bericht für die Jahre 1901–1903 über die Geschlechtskrankheiten in Kiel und Umgebung erstattet im Auftrage des Kieler ärztlichen Vereins.

Über Goya. Im Manuskript vorliegende handschriftliche Aufzeichnungen.

Ex libris Dr. med. C. Schirren Radierung mit Aquatinta von Max Klinger. Als Manuskript gedruckt. Kiel 1910.

Carl Georg Schirren (1892–1989)

Catamin, das neue Antiskabiosum. Therap. Halbmonatshefte 2, 49–50, 1921.

Diacetyl, ein im Holzrauch, Tabakrauch und Kaffeearoma enthaltenes Allergen. Hautarzt 2, 324–325, 1951.

Über die Ursache der Lokalisation von Xanthomen bei einem Fall von idiopathischer Hyperlipaemie. Hautarzt 3, 552, 1952.

Ein ungewöhnlicher Fall von lokaler Insulinanaphylaxie Hautarzt 4, 531–533, 1953.

Eheu fugaces, Zum schlesw.-holst. Ärztetag 1955. Schlesw-holst. Ärzteblatt 5, 1955.

Der Arzt zwischen medizinischer Forschung und ärztlicher Praxis. Schlesw.-holst. Ärzteblatt 8, 211–213, 1955.

Was muß der Arzt der Praxis von der modernen Diagnostik der männlichen Befruchtungsfähigkeit und von der Beseitigung ihrer Störungen wissen? Schlesw.-holst. Ärzteblatt 5, 1956.

Hundert Jahre Kieler Ärzteverein. Erlesenes und Erlebtes. Schlesw.-holst. Ärzteblatt 1, 1958.

Gehäuftes Auftreten (epidemisch?) einer exanthematischen Infektionskrankheit in Kiel und Umgebung (Erythema exsudativum multiforme? Erythema infektiosum?) Schlesw.-holst. Ärzteblatt 8, 1958.

Über eine exanthematische Infektionskrankheit in Kiel und Umgebung. (gem. mit B. Rohde) Med. Klinik 48, 2053–2056, 1958.

Violette Verfärbung des Haupthaares und des Achselschweißes nach äußerer Anwendung der Castellanischen Lösung. Hautarzt 10, 3, 1959.

Ziel und Wege der geschlechtlichen Erziehung unserer Kinder. Schlesw.-holst. Ärzteblatt 3, 1959.

Rückschau eines alten Hautarztes auf die Entwicklung der Dermatologie. Fortschr. Med. 59, 315–316, 1961.

Der dritte botanische Garten in Kiel (zum Universitätsjubiläum). Schlesw.-holst. Ärzteblatt 3, 1965.

Zum hundertsten Geburtstag von Johann Lubinus. Schlesw.-holst. Ärzteblatt 6, 1965.

Schwere Allgemeinvergiftung nach örtlicher Anwendung von Podophyllinspiritus bei spitzen Condylomen. Hautarzt 17, 321–322, 1966.

Fortschritte auf dem Gebiet der Andrologie. Schlesw.-holst. Ärzteblatt 8, 1966.

Aus dem Stammbuch meines Ururgroßvaters (Zum 200. Geburtstag von Hofrat Dr. med. Bernhard Meyer). Dtsch. Ärzteblatt 64, 2173, 1967.

Memores estote surcoptis scabiei, collegae. Schlesw.-holst. Ärzteblatt 20, 6, 1967.

Andrologische Probleme. Schlesw.-holst. Ärzteblatt 20, 8, 1967.

Videant consules, ne quid detrimenti capiat...juventus. Schlesw.-holst. Ärzteblatt 21, 10, 1968.

Erinnerungen. Schlesw.-holst. Ärzteblatt 22, 5, 1969.

Über die Morphogenese rundköpfiger Spermatozoen des Menschen (gem. mit A. F. Holstein u. C. Schirren) Andrologie 3, 117–125, 1971.

60 Jahre erlebte Dermatologie. Schlesw.-holst. Ärzteblatt 11, 1972.

Zum 150. Todestag von Friedrich von Esmarch. Schlesw.-holst. Ärzteblatt 1, 1973.

Vom „Naturwissenschaftlichen Verein" bis zur „Medizinischen Gesellschaft Kiel". Schlesw.-holst. Ärzteblatt 3, 1973.

Rundköpfige Spermatozoen eine Ursache der Infertilität des Mannes (gem. m. A. F. Holstein, C. Schirren u. J. Mauss) Dtsch. med. Wschr. 98, 61–62, 1973.

Human spermatid and spermatozoa lacking acrosomes. J. Reprod. Fert. 35, 489–491, 1973.

Backsteinblattern beim Menschen. Dtsch. Ärzteblatt 71, 1771–1772, 1974.

Die Behandlung der Gonorrhoe mit Spectinomycin. Schlesw.-holst. Ärzteblatt 511–512, 1975 (gem. m. H. Schirren).

Bewegte Rückschau auf 63 Jahre erlebter Dermatologie. Mitt. Verb. Niedergel. Derm. 71, 41–46, 1975.

Wandlung zur Quelle (Zum 150. Geburtstag von Prof. Carl Schirren). Jahrb. balt. Deutschtums Band 23, 21–30, 1976.

Euer hochfürstlichen Durchlaucht untertänigster Knecht (Zum 240. Geburtstag meines Urururgroßvaters Hofrat Dr. med. Jacob Meyer) Dtsch. Ärzteblatt 26, 1976.

Völkerflut und Völkerschwund. Schlesw.-holst. Ärzteblatt 9, 1976.

Gestalten groß, groß die Erinnerung. Erinnerungen an Willi Anschütz, Walter Stoeckel. Schlesw.-holst. Ärzteblatt 11, 1979.

Berühmte Ärzte in Schleswig-Holstein. Schlesw.-holst. Ärzteblatt 11, 1982.

Carl Schirren (1922)

I. Publikationen

Beitrag zur Frage Sklerodermie und Trauma (Hautarzt **5**, 258, 1954).

Dermatologische Gutachten (gem.m. Schulz) (Derm.Gut. **1**, 13, 1952).

Dermatologische Gutachten (gem.m.Schulz) (Derm.Gut. **1**, 64, 1952).

Berufsdermatologen durch Diacetyl, Handwaschpaste und formalinhalten Kleiderstoff (Berufsdermat. **2**, 25, 1953).

Asthma bronchiale bei Überempfindlichkeit gegen Haare und Kopfschuppen der Ehefrau (gem.m.Schulz) (Dtsch.med.Wschr. **1954**, 1424.

Bestimmungen des Sulfonamid- und Penicillinspiegels in der Lymphflüssigkeit (gem.m.Herzberg u. Wehrmann) (Klin.Wschr. **1954**, 177).

Klinische Erfahrungen mit dem Schlafmittel Valamin (Dtsch.med.Wschr. **1954**, 1186).

Klinische und mykologische Erfahrungen zur Frage der Haarpathogenität von Epidermophytieerregern (Arch.f.Derm. **198**, 288, 1954).

Biochemische Untersuchungen am menschlichen Spermaplasma I. Fruktose (Medizinische **1955**, 872).

Über unspezifische positive Seroreaktionen bei Varizellen (Dermat.Wschr. **132**, 898, 1955).

Spermaplasafruktose und Leydig-Zell-Funktion beim Manne (gem.m.Nowakowski) (Klin.Wschr. **1956**, 19).

Beitrag zur infektiösen Aetiologie des Lichen ruber planus (Z.Haut- u.Geschlkrkh. **19**, 6, 1955).

Zur Insulinallergie (gem.m.Sauer) (Ärztl.Forschung X, I/175, 1956).

Klinische und experimentelle Erfahrungen mit einer Antihistaminduplette der Propylaminreihe (gem.m.Schulz) (Med.Klin. **1956**, 1329).

Bericht über eine Reihenuntersuchung der männlichen Betriebsangehörigen eines Gummiindustriebetriebes auf Dermatomykosen (gem.m.Hansen u.Rieth) (Berufsdermat. **4**, 59, 1956).

Follikulitis barbae durch Candida albicans (gem.m.Rieth) (Arch.f.Derm. **202**, 577, 1956).

Dermatophytenflora eines Industriebetriebes unter besonderer Dermatophyten (gem.m.Rieth, Pingel u.Hansen) (Arch.f.Hyg., **140**, 423, 1956).

Antimykotische Wirksamkeit einer neuen Gummiqualität (Zbl.Arbeitsmedizin 7, 13, 1957).

Hyperlipidämische Xanthomatosen (Hautarzt **8**, 119, 1957).

Klinische und experimentelle Untersuchungen zum Nachweis von Inosit in Gegenwart von Fruktose im menschlichen Sperma (gem.m.Kimmig) (Hautarzt **7**, 198, 1956).

Das Klinefelter-Syndrom als Fertilitätsstörung des Mannes (Hautarzt **8**, 16, 1957).

Zur Standardisierung von Allergenextrakten (gem.m.Strohmeyer u.Schulz) (Klin.Wschr. **1957**, 66).

Die Hodenbiopsie als diagnostische Untersuchungsmethode bei der Beurteilung der Zeugungsfähigkeit des Mannes (Dermat.Wschr. **134**, 1183, 1956).

Epidemiologische Untersuchungen zur Rindertrichophytie mit Hinweis auf die antimykotische Therapie (gem.m.Rieth) (Tierärztl.Umschau **12**, 318, 1957).

Doppelinfektion durch Trichophyton rubrum und Trichophyton verrucosum (gem.m.Rieth) (Hautarzt **9**, 180, 1958).

Japanreis in der Hefediagnostik (gem.m.Ito u.Rieth) (Hautarzt **9**, 36, 1958).

Geschlechtsbestimmung aus dem Blutbild beim Klinefelter-Syndrom (gem.m.Jänner) (Hautarzt **9**, 315, 1958).

Eindrücke einer Englandreise zum Studium der dortigen Fertilitätsuntersuchungen (Hautarzt **9**, 226, 1958).

Experimentelle Untersuchungen bei einigen, durch Haustiere übertragbaren Dermatomykosen (gem.m.Rieth) (Berufsdermat. **6**, 31, 1958).

Experimentelle Untersuchungen zur Schnelldifferenzierung menschlicher Spermatozoen mit Hilfe einer Eosinfärbung (Arch.klin.exp.Derm. **207**, 63, 1958).

Zur Diagnostik und Therapie von Fertilitätsstörungen des Mannes (Z.Haut-u.Geschl.krkh. **23**, 345, 1957).

Dermatologische Erfahrungen bei der ambulanten Behandlung von Fußmykosen (gem.m.Rieth) (Med.Klin. **53**, 1789, 1958).

Dermatolysis Alibert bei Morbus Recklinghausen und Kleinwuchs (gem.m.Buhl) (Hautarzt **10**, 65, 1959).

Klinische Beobachtungen bei einer kombinierten Serumgonadotropin-Testosteron-Behandlung der Hypozoo- und Oligospermie (gem.m.Gittermann) (Klin.Wschr. **1959**, 80).

Zur Problematik des Klinefelter-Syndroms (Arch.Klin.exp. Derm. **211**, 134, 1960).

Experimentelle Untersuchungen zur Bestimmung der Acetazolamidausscheidung im menschlichen Harn mittels eines Diazotier- und Kupplungsverfahrens (gem.m.Harke u.Wehrmann) (Klin.Wschr. **1959**, 1040).

Über die Hornhautveränderungen bei der ektodermalen Dysplasie (gem.m.Hoffmann) (Klin.Monatsbl. Augenheilkd. **134**, 413, 1959).

Klinische und experimentelle Erfahrungen mit einem neuen Antihistaminicum (Med.Welt **1960**, 123).

Ektodermale Dysplasie mit Hypohidrosis, Hypotrichosis und Hypodontie (gem.m.Hoffmann, Kühnau jr., Pfeifer u.Rasch) (Hautarzt **11**, 70, 1960).

Beziehungen zwischen humanen und animalen Dermatomykosen I.) Trichophytie durch Infektion von Kühen bei geburtshilflicher Tätigkeit (gem.m.Ito u.Rieth) (Bull.Pharm. Res.Inst. **17**, 18, 1958).

Zur Aetiologie des Klinefelter-Syndroms (gem.m. Lenz, Prader u.Nowakowski) (Schweiz.med.Wschr. **89**, 727, 1959).

Untersuchungen zur Biochemie des menschlichen Spermaplasmas (Dermat.Wschr. **141**, 228, 1960).

Beziehungen zwischen humanen und animalen Mykosen. II. Sollen spontanheilende Mikrosporien bei Katzen und Hunden wie beim Menschen behandelt werden? (gem.m.Rieht u.Schönfeld) (Bull.Pharm.Res.Inst. 1959).

Experimentelle und klinische Erfahrungen mit Pyrrolodinomethyl-tetracyklin(Reverin) (gem.m.Meyer-Rohn) (Med.Klin. **54**, 1570, 1959).

Besondere Formen des Hypogonadismus beim Manne (Med.Mitt. **20**, 1959).

Die Behandlung von Hautkrankheiten mit fettfreier Hydrocortisonsalbe (gem.m.Jentsch) (Ärztl.Wschr. **1959**, 864).

Beziehungen zwischen humanen und animalen Hautmykosen III. Direkte und indirekte Übertragung von Mäusetrichophytie auf Menschen (gem.m.Rieth, El-Fikki u.Ito) (Bull.Pharm.Res.Inst. **25**, 15, 1960).

Tierexperimentelle Untersuchungen zur Griseofulvinwirkung auf die Spermiogenese der Ratte (In „die Griseofulvinbehandlung von Dermatomykosen" Springer 1962).

Experimentelle Untersuchungen zur Pathogenität von Hefepilzen bei verschiedenen Tierarten (gem.m. Koch u.Rieth) (Arch.Klin.exp.Derm. **210**, 68, 1960).

Das sog. Simons-Syndrom (Arch.klin.exp.Derm. **214**, 482, 1962).

Grundlagen der Fertilitätsuntersuchung (Z.Haut-u.Geschlkrkh. **32**, 380, 1962).

Die Beteiligung der Haut bei Störungen der Inneren Sekretion unter besonderer Berücksichtigung der Acanthosis nigricans (Internist **4**, 501, 1963).

Gemeinsames Auftreten von Kräuselhaaren und Keratosis lichenoides follikularis bei Vater und Sohn (Arch.klin.exp. Derm. **216**, 186, 1963).

Die Beziehungen zwischen humanen und animalen Dermatomykosen (Z.Haut-u.Geschlkrkh. **33**, 404, 1962).

Relation between fructose content of semen and fertility in man (J.Reprod.Fertil. 5, 347, 1963).

Experimentelle Untersuchungen zur Ausscheidung von Brom bei Bromoderma tuberosum (gem.m.Wehrmann) (Arch.klin.exp.Derm. **217**, 50, 1963).

The effect of PMS on human spermatozoa (Bull. Osaka Med. School **9**, 129, 1963).

Impotentia coeundi als Kampfstoffschädigung (Z.Haut-u.Geschlkrkh. **34**, 189, 1963).

Akne vulgaris: Chemische Grundlagen und Zusammenhänge mit hormonalen Störungen (Med.Klin. **59**, 1225, 1964).

Experimentelle Studien über den Einfluß von Antibiotika und NNR-Steroiden auf die Motilität menschlicher Spermatozoen (gem.m.Frigge) (Arch.Gynaek. **198**, 253, 1962).

Allgemeine Entwicklungsretardierung bei Hodenhochstand, Vitiligo und Alopecia areata (Z.Haut-u.Geschlkrkh. **37**, 14, 1964).

Photosensitivity and sidero hepatosis in porphyria cutanea tarda (Bull.Pharm.Res.Inst. **53**, 6, 1964).

Immunelektrophoretische Untersuchungen des menschlichen Spermaplasmas (gem.m.Herrmann) (Z.Haut-u.Geschlkrkh. **34**, 134, 1963).

Gemeinsames Auftreten von hyperlipidämischer Xanthomatose und Klinefelter-Syndrom (gem.m.Jänner) (Hautarzt **16**, 80, 1965).

Neue Erkenntnisse der Dermatologie und Venerologie (Med.Monatschr. **1964**, 338).

Spermiogrammbefunde nach operativ beseitigter Verschlußaspermie (gem.m.Klosterhalfen) (in Beiträge zur Fertilität u.Sterilität IV, 144, 1963).

Prof. J.Vonkennel zum Gedächtnis (Fortschritte d.Med. **81**, 751, 1963).

The spermatogram of hormone-treated patients and of surgical patients with maldescended testicle (Bull.Osaka Med.School **10**, 120, 1964).

Beeinträchtigen NNR-Steroide die Motilität menschlicher Spermatozoen? (gem.m.Frigge) (In IX. Symposium Dtsch. Ges.Endokrinologie: Springer 1963).

Operative Technik der Epididymovasostomie (gem.m.Klosterhalfen) (Urologe **3**, 138, 1964).

Acnthosis nigricans benigna und Zusammenhang mit primärem Hypogonadismus. (In IX. Symposium Dtsch. Ges.Endokrinologie; Springer 1964).

Über die operative Wiederherstellung der Zeugungsfähigkeit des Mannes (gem.m.Klosterhalfen) (Dtsch.md.Wschr. **89**, 2234, 1964).

Penicilliumarten auf gesunder Haut (in Krankheiten durch Schimmelpilze bei Mensch und Tier; Springer 1965).

Die Behandlung der Kinderlosigkeit in der Ehe bei Oligospermie des Ehemannes (Z.Haut-u.Geschlkrkh. **36**, 111, 1964).

Das andrologische Gutachten: Unfallbedingte retrograde Ejakulation (gem.m.Klosterhalfen u.Kaufmann((Z.Haut-u.Geschlkrkh. **38**, 344, 1965).

Hefepilze auf gesunder Haut (In Hefepilze als Krankheitserreger bei Mensch und Tier; Springer 1963).

Pathogenitätsnachweis von Hefepilzen bei verschiedenen Tierarten (In Hefepilze als Krankheitserreger bei Mensch und Tier; Springer 1963).

Das Sertoli-Zell-Syndrom als Fertilitätsstörung des Mannes (In VII. Symposium Dtsch.Ges.Endokrinologie; Springer 1961).

Die postpuberale Leydig-Zell-Insuffizienz als besondere Fertilitätsstörung des Mannes (In Studi sulla sterilita 1961).

Gustav Hopf zum 65. Geburtstag (Hautarzt **16**, 431, 1965).

Niels Stensen entdeckte vor 300 Jahren die später nach Fallot benannte Tetralogie (Med.Welt **1965**, 278).

Kann Testosteron im sog. Klimakterium virile gegeben werden oder ist eine Karzinomaktivierung zu befürchten? (Dtsch.med.Wschr. **90**, 1838, 1965).

Brief aus Ungarn (Hautarzt **16**, 330, 1965).

Les glucocorticoides dans le sperm humain (gem.m.Steeno u.DeMoor) (Ann.d'Endocrinol.Paris **26**, 208, 1965).

Die Therapie von Fertilitätsstörungen und Bewertung des Behandlungserfolges (In Neue Ergebnisse der Andrologie; Springer 1965).

Moderne andrologische Diagnostik (Dtsch.med.Wschr. **89**, 2423, 1964).

Diagnostische und therapeutische Untersuchungen bei der Porphyria cutanea tarda (gem.m.Strohmeyer) (Verh.dtsch.Ges.Inn.Med. **70**, 639, 1964).

Katamnestische Untersuchungen bei den Patienten der Andrologie (gem.m.Bunge) (Med.Welt **1964**, 2343).

Die Porphyria cutanea tarda (Arch.klin.exp.Derm. **219**, 727, 1964).

Der traumatisch bedingte primäre Hodenschaden (Arch.klin.exp.Derm **219**, 899, 1964).

Biochemische Untersuchungen am menschlichen Spermaplasma: Zink und Phosphohexoseisomerase-Aktivität (gem.m.Beltermann, Haensch, Köhn, Lossin) (Arch.klin.exp.Derm. **218**, 323, 1964).

Der Zusammenhang zwischen Hautkrankheiten und endokrinen Störungen am Beispiel eigener Beobachtungen (Dermat.Wschr. **150**, 619, 1964).

Biochemische Untersuchungen am menschlichen Spermaplasma: Corticosteroide, Fructose-Ringchromatographie, Fructose, Milchsäure und Brentraubensäure (gem.m.Steeno, Stanek, Gressler) (Arch.klin.exp.Derm. **223**, 80, 1965).

Untersuchungen bei Keratosis palmo-plantaris papulosa (gem.m.Dinger) (Arch.klin.exp.Derm. **221**, 481, 1965).

Untersuchungen bei Keratosis palmo-plantaris diffusa (gem.m.Dinger) (Arch.klin.exp.Derm. **220**, 266, 1964).

Epidemiologische und therapeutische Überlegungen bei den Dermatomykosen (Wehrmedizin **3**, 193, 1965).

Zur Klinik und Therapie der Pyodermia ulcero-serpiginosa (gem.m.Walther) (Hautarzt **16**, 552, 1965).

Klinische und histologische Untersuchungen beim Sertoli-Zell-Syndrom (gem.m.Rossberg) (Arch.klin.exp.Derm. **221**, 84, 1965).

Traumatischer Hodenschaden mit Penisabriß (Z.Haut-u.Geschlkrkh. **39**, 53, 1965).

Über die diätetische Beeinflussung von Hautkrankheiten mit Maiskeimöl (gem.m.Drangmeister) (Med.Welt **1965**, 2641).

Studies on HCG-treated boys with undescended testes (gem.m.Bierich u.Schubert) (Acta endocrinol.K'hn.Suppl. **101**, 16, 1965).

Andrologische Untersuchungen bei chronisch leberkranken Patienten (gem.m.Szarvas u.Becker) (Hautarzt **17**, 175, 1966).

Untersuchungen zur Hormonausscheidung im Urin bei männlichen Patienten mit Leberzirrhose unter besonderer Berücksichtigung der Gesamtoestrogene (gem.m.Becker u.Szarvas) (Acta hepatosplenologica **13**, 356, 1966).

Dehydroepiandrosterone in seminal plasma (gem.m.Steeno, Heyns u.DeMoor) (J.Clin.Endocrinol.a.Metab.(N.Y.) **26**, 353, 1966).

Die Behandlung der postpuberalen Leydig-Zell-Insuffizienz mit Methylandrostanolon (Arzneimittelforschg. **16**, 463, 1966).

Ergebnisse der Hodenhochstandtherapie (gem.m.Steeno) (Arch. klin. exp. Derm.**227**, 726, 1966).

Diätbehandlung der Psoriasis mit Maiskeimöl (Arch.klin.exp.Derm. **227**, 265, 1966).

The spermatogram of patients with socalled cryptorchidism. (Follow-up study.) (Acta Med.Hung. **22**, 161, 1966).

Zur Therapie des Hodenhochstandes (Hautarzt **17**, 87, 1966).

Das andrologische Gutachten: Ausschluß der Vaterschaft bei sog. Hodenhochstand und Leistenhernie (gem.m.Immel) (Z.Haut-u.Geschlkrkh. **40**, 341, 1966).

Beitrag zur Acanthosis nigricans unter besonderer Berücksichtigung der Verlaufsbeobachtung (gem.m.Kimmig u.Matthiesen) (Giorn.ital.Derm. **107**, 851, 1966).

Akne vulgaris: Aetiologie, Diagnose, Differentialdiagnose und Therapie (tägl.Praxis **7**, 455, 1966).

Ergebnisse der Aderlaßbehandlung bei Porphyria cutanea tarda (gem.m.Strohmeyer, Wehrmann u.Wiskemann) (Dtsch.med.Wschr. **91**, 1344, 1966).

Zur geschichtlichen Entwicklung der Andrologie (Internist **8**, 1, 1967).

Klinik der Andrologie (Internist **8**, 2, 1967).

Ergebnisse der modernen biochemischen Forschungen auf dem Gebiete der Andrologie (gem.m.Kimmig u.Steeno) (Internist **8**, 25, 1967).

Kryptorchidie: problematik, frekqentie van vorkomen en fertiliteisprognose (gem.m.Steeno, Bande-Knops u.DeMoor) (Tijdschr. voor Gegeeskde **23**, 443, 1967).

Probleme der Geschlechtskrankheiten (Fortschritte Med. **85**, 577, 1967).

Brief aus Budapest (Hautarzt **17**, 130, 1966).

Die Therapie peripherer Durchblutungsstörungen (Angioorganopathien) mit einem Blutextrakt (gem.m.Biel u.Dietrich) (Hautarzt **18**, 260, 1967).

Brief aus Israel (Hautarzt **18**, 333, 1967).

Über die Beziehungen zwischen Hautkrankheiten und Magen-Darm-Störungen (gem.m.Knorr) (Med.Welt **18**, 1988, 1967).

Die Ursache der Kinderlosigkeit bei Friedrich II. von Preussen (Verh.XX. Internat.Kongreß Gesch.Med. Berlin 1966 S. 865 ff. Georg Olms: Hildesheim 1968).

Über die Beziehungen zwischen Urologie und Andrologie (Fortschr.d.Med. **86**, 887, 1968).

Neuere Ergebnisse der biochemischen Untersuchung des menschlichen Spermaplasmas (Z.Haut-u.Geschlkrkh. IV, 529, 1968).

Fruktosebestimmung bei Fertilitätsstörungen (Z.Haut-u.Geschlkrkh. **43**, 524, 1968).

Niels Stensen. Seine Erkenntnisse über die Haut und die Lymphknoten. Eine medizin.-historische Studie (gem.m.H.Kohlsaat) (Hautarzt **20**, 82, 1969).

Untersuchungen über minderjährige Väter von unehelichen Kindern (gem.m.R.Heinze) (Recht der Jugend und des Bildungswesens **16**, 233, 1968).

Operative Therapie bei Infertilität des Mannes. Indikation, Technik, Ergebnisse (gem.m.H.Klosterhalfen u.P.Klein) (Urologe **7**, 184, 1968).

Möglichkeiten und Grenzen der Andrologie unter besonderer Berücksichtigung praktischer gynäkologischer Belange (Schleswig-Holstein.Ärzteblatt **21**, 268, 1968).

Die konservative Therapie von Fertilitätsstörungen des Mannes (Urologe **7**, 179, 1968).

Möglichkeiten und Grenzen der andrologischen Diagnostik für den Laborarzt (Ärztl.Labor **14**, 132, 1968).

Impressionen von einer Israelreise (Med.Mitt. **29**, Heft 2, 21, 1968).

Azoospermie durch cytostatische Behandlung (gem.m.Immel) (Z.Haut-u.Geschlkrkh. **42**, 643, 1967).

Zur Epidemiologie der venerischen Infektionen bei der Bundeswehr (gem.m.Schaller, Schubach u.v.Ahn) (Wehrmedizin **13**, 29, 1969).

Erfahrungen bei der Therapie der Syphilis (gem.m.Schaller, Schubach u.v.Ahn) (Wehrmedizin **13**, 54, 1969).

Erfahrungen bei der Therapie der Gonorrhoe (gem.m.Schaller, Schubach u.v.Ahn) (Wehrmedizin **13**, 127, 1969).

Die Pilzkrankheiten der Haut: Aetiologie, Diagnose, Differentialdiagnose und Therapie (tägl.Prax. **10**, 125, 1969).

Zur Epidemiologie der Dermatomykosen (Internist **9**, 423, 1968).

Hormontherapie von Fertilitätsstörungen des Mannes einschließlich des Hodenhochstandes (Therapiewoche **18**, 77, 1968).

Ist die andrologische Untersuchung kassenüblich? (Z.Haut-u.Geschlkrkh. **43**, 254, 1968).

Hodentorsion-Orchitis. Differentialdiagnostische Erwägungen (gem.m.Körte) (Z.Haut-u.Geschlkrkh. **43**, 263, 1968).

Impotentia coeundi durch Symphysenruptur mit Harnröhrenabriß und nervalen Ausfallserscheinungen (gem.m.Toyosi) (Z.Haut-u.Geschlkrkh. **43**, 303, 1968).

Andrologie in der ärztlichen Praxis (Landarzt **44**, 886, 1968).

Andrologische Störungen bei endokrinen Erkrankungen (gem.m.Immel u.Molnar) (Hautarzt **18**, 550, 1967).

Die operative Behandlung der Varikozele (gem.m.Klosterhalfen) (Chirurg.Prax. **12**, 99, 1968).

Huidafwijkingen bij endokrine Stoornissen (Tijdschr.v.Geneeskunde **25**, 73, 1969).

Die Haut als Spiegel innerer Krankheiten. I. Die Beteiligung der Haut bei Lebererkrankungen (Fortschr.Med. **87**, 687, 1969).

Die Haut als Spiegel innerer Erkrankungen. II. Die Beteiligung der Haut bei innersekretorischen Störungen (Fortschr.Med. **87**, 766, 1969).

Die Haut als Spiegel innerer Erkrankungen. III. Die Beteiligung der Haut bei Fettstoffwechselstörungen (Fortschr.Med. **87**, 785, 1969).

Experimentelle Untersuchungen zur Beeinflussung der Spermatozoenmotilität durch einen Zusatz von Katalase (gem.m.Körte u.Grell) (andrologie **1**, 75, 1969).

Hodentorsion bei Jugendlichen (gem.m.Toyosi u.Remischovsky((andrologie **1**, 63, 1969).

Möglichkeiten und Grenzen der Empfängnisregelung von Seiten des Mannes aus andrologischer Sicht (Ehe **6**, 97, 1969).

Sexualpädagogik aus der Sicht der Elternvertretung (Sexualpädagogik **1**, 3, 1969).

Das sog. Klimakterium virile (Fortschr.Med. **87**, 916, 1969).

Die hormonale Therapie der Akne vulgaris (gem.m.Immel) (Münch.med.Wschr. **111**, 1742, 1969).

Sedimentationsanalytische Untersuchungen am menschlichen Sperma (gem.m.Schill u.Rohde) (andrologie **1**, 119 (1969).

Hauterscheinungen bei Diabetes mellitus (gem.m.Schur) (Mat.Med. **22**, 145, 1970).

Micosis de la piel (pract.internista **1**, 125, 1969).

Die Andrologie und ihre Stellung in der Medizin (Dtsch.Ärzteblatt **66**, 3548, 1969).

Andrologie als neues Spezialgebiet (andrologie **1**, 143, 1969).

Andrologie – Bedeutung und Entwicklung einer neuen Spezialrichtung (Hamb.Ärzteblatt **24**, 1970).

Andrologie als neues Spezialfach der Medizin (Schleswig-Holst.Ärzteblatt **22**, 776, 1969).

On the adrenal origin of DHEA in human seminal plasma (gem.m.Steeno, Heyns, DeMoor) (Fertil. and Steril. **20**, 729, 1969).

Die unspezifischen Erkrankungen von Urethra, Prostata und Nebenhoden aus der Sicht des Dermato-Venerologen (Urologe (B) **10**, 19, 1970).

Indikationsbereich von Hormonkombinationen (Hautarzt **22**, 42, 1971).

Die Beteiligung der Haut beim Diabetes mellitus (In Handbuch des Diabetes von Pfeiffer. J.F. Lehmann – München 1971).

Potenzstörungen des Mannes und ihre Behandlung (Erfahrungsheilkunde **20**, 205, 1971).

Die Bedeutung der Andrologie im Alter (actuelle gerontologie **1**, 213, 1971).

Impotenz durch Schädlingsbekämpfungsmittel (Dtsch.med.Wschr. **95**, 1537, 1970).

Die kinderlose Ehe (Fortschr.Med. **88**, 1047, 1971).

Andrologen vereinbaren internationale Zusammenarbeit (Hautarzt **21**, 287, 1970).

Die Pilzerkrankungen der Haut (päd.prax. **9**, 411, 1970).

Fertilitätsstörungen beim Manne (In: Handbuch der Sexualität Enke – Stuttgart 1970).

Testicular histology in Klinefelter syndrome (gem.m.Toyosi u.Wurst) (Intern.Urol.and Nephrol. **2**, 187, 1970).

Assessment of gonadotropin therapy in male infertility (In: The human testis Vol **10**, 605, Plenum press).

Die Behandlung unspezifischer Erkrankungen der Genitalorgane des Mannes (Landarzt **17**, 900, 1971).

The fertility of man-basic research and clinical aspects. (In: Fortschr.der Andrologie Vol. **1**, 1970).

Nachweis der Kombination Trimethoprim/Sulfamethoxazol im menschlichen Spermaplasma (gem.m.Schaller) (andrologie **3**, 23, 1971).

Dermatologische Krankheiten bei Erkrankungen innerer Organe (gem.m.Petersen, H.Schirren, Jordan) (Urologe (B) **11**, 54, 1971).

Die Vasektomie als Methode der Antikonzeption. (Fortschr.Med. **89**, 635, 1971).

Medizinische Indikation der Sterilisation des Mannes (Urologe (B) **11**, 54, 1971).

Minderjährige Väter (gem.m.Heinze u.Domack) (Fortschr.Med. **89**, 1033, 1971).

Diagnostik und Therapie der kinderlosen Ehe aus andrologischer Sicht (gem.m.Toyosi u.Torner) (Gynaekologe **5**, 1, 1972).

Die Vasektomie: Eine sichere Methode zur Familienplanung (Med.heute **20**, 9, 1971).

Untersuchungen zur Aufdeckung von Betrugsmanipulationen mit Waschmittelzusätzen zum Sperma bei forensischen Untersuchungen in der Andrologie (gem.m.Heinenberg) (Urologe (B) **12**, 9, 1972).

Sexualpädagogik. Eine Aufgabe für den Arzt (Urologe (B) **12**, 1, 1972).

Andrologischer Erhebungsbogen zur statistischen Auswertung (gem.m.Kroll u.Brauß) (andrologie **3**, 161, 1972).

Über die Morphogenese rundköpfiger Spermatozoen des Menschen (gem.m.C.G.Schirren u.Holstein) (andrologie **3**, 117, 1971).

Normwerte und Nomenklaturfragen in der Andrologie (andrologie **4**, 153, 1972).

sperma agglutination (gem.m. de Cooman und Abdallah) (andrologie **4**, 65, 1972).

Experimentelle Untersuchungen zur sog. Vitalfluorochromierung menschlicher Spermatozoen (gem.m.Ewcis) (andrologie **4**, 129, 1972).

Gesamtgonadotropinausscheidung bei Hypogonadismus des Mannes (gem.m.Toyosi u.Starcevic) (In: Fortschr. der Fertilitätsforschung 1971).

Untersuchungen über energiereiche Nucleotide im menschlichen Sperma (gem.m.Laudahn u.Heinze) (In: Fortschr. der Fertilitätsforschung 1971).

Le traitement des oligo-astheno-zoospermie par la mestérolone. Etude critique. (In: Fécondité et stérilité du male. Masson: Paris 1972).

Die Frequenz der venerischen Infektionen bei Jugendlichen (gem.m. Ursula Müller-Bagehl) (Jugendschutz **17**, 144, 1972).

Möglichkeiten einer andrologisch/gynaekologischen Kooperation bei der Behandlung der kinderlosen Ehe (gem.m.Lindemann) (Hmb.Ärzteblatt **26**, 305, 1972).

The paternity of minor males with special reference to social problems (andrologie **4**, 213, 1972).

Exakte Messung der Hodengröße (andrologie **4**, 261, 1972).

Bekämpfung der Geschlechtskrankheiten – Aufklärung oder Erziehung? (Ärztl.Prax. **XXIV**, 4995, 1972).

Therapieprobleme der Andrologie (Urologe (B) **13**, 1, 1973).

Die retrograde Ejakulation (gem.m.Rehacek, deCooman, Widmann) (andrologie **5**, 7-14, 1973).

Ergebnisse der Behandlung von subfertilen Männern mit Clomiphenzitrat (gem.m.Kern) (andrologie **5**, 59-72, 1973).

Humanakrosin: Gewinnung und Eigenschaften (gem.m.Fritz, Förg-Brey, Fink, Meier, Schießler) (Hoppe-Seyler's Z.Physiol.Chem. **353**, 1943-1949, 1972).

Rundköpfige Spermatozoen: Eine Ursache der Infertilität des Mannes (gem.m.Holstein, Schirren sen. u.Mauß) (Dtsch.med.Wschr. **98**, 61-62, 1973).

Akrosinaktivität in menschlichen Spermatozoen und Spermatozoendichte im Ejakulat (gem.m.Eweis) (andrologie **5**, 81-83, 1973).

Ergebnisse von Adoptionen bei infertilen Ehen)gem.m.Zsuffa) (Jugendschutz **18**, 110-113, 1973).

Die Frequenz der Geschlechtskrankheiten bei jungen Leuten unter besonderer Berücksichtigung der Möglichkeiten einer Sexualpädagogik (gem.m.Müller-Bagehl) (Hamb.Ärzteblatt **28**, 160-163, 1974).

Die Bedeutung der ärztlichen Kooperation in Praxis, Klinik und Forschung... am Beispiel der kinderlosen Ehe (Schleswig-Holst.Ärzteblatt **26**, 535-537, 1973).

Andrologische Anamneseerhebung bei ausländischen Gastarbeitern aus Griechenland, Italien, Jugoslawien und der Türkei (gem.m. Hehn, Kulenkamp, Posukidis, Ragni u. Yücel) (andrologie **5**, 225, 1973).

Die andrologische Begutachtung vor Gericht und in versicherungsrechtlichen Fragen (gem.m.Scholz-Jordan) (Urologe (B) **14**, 1-9, 1974).

Proteinases and proteinase inhibitors in the fertilization process; New concepts of control? (gem.m. Fritz, Schießler, Schleuning, Fink, Förg, Brey, Arnhold, Meier u.Werle) (In Advances in the biosciences Vol. 10. Pergamon Press Vieweg: Oxford-Edinburgh, New York, Toronto-Sidney: Braunschweig 1973).

Ist die Anreicherung von Sperma möglich? (Z.Allg.Med. **50**, 192-193, 1974).

Medizinische Fragen der Geschlechtserziehung (Mitt. LAGG **24** (H. 57) 14-35, 1974).

Human spermatids and spermatoza lacking acrosomes (gem.m. Holstein u.Schirren sen.) (J.Reprod.Fert. **35**, 489-491, 1973).

Aspekte der kinderlosen Ehe ... aus andrologischer Sicht (Niedersächs.Ärzteblatt **46**, 484-486, 1973).

Die kinderlose Ehe: Andrologisch-gynaekologische Kooperation (diagnostik **6**, 577-579, 1973).

Untersuchungen über den Einfluß einer kombinierten Choriongonadotropin-Testosteron-Behandlung bei Klimakterium virile und bei Oligozoospermie (gem.m.Schönfelder) (Fortschr.d.Med. **91**, 1123-1130, 1973).

Das Klimakterium virile (In Schriftenreihe der Bundesapothekenkammer Band I/gelbe Reihe, p. 33-43, 1974).

Alternativen zur „Pille" als Methode der Antikonzeption aus andrologischer Sicht (Fortschr.d.Med. **91**, 1185-1188, 1973).

Morphologische und biochemische Untersuchungen im menschlichen Sperma: Akrosomdefekte, Akrosinaktivität und Humanspermatrypsininhibitor-Aktivität (gem.m. Laudahn, Eweis u.Heinze) (Z.Haut **49**, 5-8, 1974).

Die Wirkung des Nikotins auf die Zeugungsfähigkeit des Mannes (Rehabilitation **25**, 1-2, 1972).

Il trattamento delle dispermie (In La terapia della sterilitá Ed.Minerva Medica 1973 p. 159).

Turbe della potenza e della eiaculazione quale causa dell'infertilitá nell' uomo (In La terapia della sterilitá. EdMinerva Medica 1973 p. 223.).

Allergie vom anaphylaktischen Typ gegen Sperma beim Menschen (gem.m. Schulz u.Küppers) (In Fortschritte der Fertilitätsforschung II. Berlin: Grosse 1974).

Joseph Kimmig 65 Jahre (Z.Haut **49**, 1-3, 1974).

Indikation und Ergebnisse andrologischer Untersuchungen (gem.m.Scholz-Jordan) (intern.praxis **15**, 323-336, 1975).

Verlaufsbeobachtung von drei Geschwistern mit Epidermolysis bullosa hereditaria dystrophica (Hallopeau-Siemens) (Z.Haut **50**, 183-192, 1975).

Allergy to seminal fluid (gem.m.Schulz u.F.Küppers) (New Engl. J.Med. **290**, 916, 1974).

Zur Problematik der Sexualerziehung an den Schulen aus andrologischer Sicht (F.d.M. **93**, 893-895, 1975).

Untersuchungen über den Einfluß von TMP/SMZ auf die Qualität des Spermas – zugleich ein Beitrag zur pharmakologischen Prüfung eines Medikamentes auf die spermatogenetische Aktivität des Hodens (gem.m. Lange) (Z.Haut **49**, 863-878, 1974).

Aktuelle therapeutische Aspekte bei Fertilitätsstörungen des Mannes (Notabene medici **5**, 10-17, 1975).

Ärztliche Erfahrungen zur Praxis der Vasektomie (Urologe (B) **15**, 12-13, 1975).

Indikationen, Möglichkeiten und Grenzen der Sexualhormontherapie des alternden Mannes (Therapiewoche **25**, 595-600, 1975).

Die Verschlußazoospermie. Bericht über die Workshopkonferenz am 7.9.1974 in Hamburg (gem.m. Scholz-Jordan) (Urologe (A) **14**, 154-155, 1975).

Der derzeitige Stand andrologischer Behandlungsmöglichkeiten bei kinderloser Ehe unter besonderer Berücksichtigung einer andrologisch-gynäkologischen Therapie (Z.Geburtshilfe u. Frauenheilkunde **35**, 334-343, 1975).

Die kinderlose Ehe: Andrologischer Untersuchungsgang (F.d.M. **93**, 816-820, 1975).

Statistische Erhebungen an männlichen und weiblichen Patienten, die in den Jahren 1962 – 1966 in der Ambulanz der Universitätshautklinik Hamburg-Eppendorf behandelt wurden unter besonderer Berücksichtigung übertragbarer Hautkrankheiten (gem.m. Spannagel u.Stottmeister) (E.Rodenwaldt-Archiv **2**, 65-73, 1975).

On the morphology of the human Sertoli cells under normal conditions and in patients with impaired fertility (gem.m. C.Schulze u.Holstein) (andrologia **8**, 167-178, 1976).

Die experimentellen Untersuchungen zur Bildung einer künstlichen Spermatozele (gem.m.Wagenknecht u.Holstein) (andrologia **7**, 273-286, 1975).

Fortbildung – aber nicht ohne effektive Selbstkontrolle (Ärztl.Praxis **XXVII**, 1938, 1975).

Die andrologische Begutachtung: Aspermatismus – retrograde Ejakulation (Derm.Mitt. **24** (73), 184-188, 1976).

Statistische Analyse der Hautkrankheiten bei Kindern in der Ambulanz der Universitätshautklinik Hamburg-Eppendorf aus den Jahren 1961 bis 1966 unter besonderer Berücksichtigung übertragbarer Hauterkrankungen (gem.m. Dhir) (E.Rodenwaldt-Archiv **2**, 109-120, 1975).

Vergleichende Betrachtung klinischer, morphologischer und biochemischer Befunde in der Andrologie (Notabene medici **6**, 5-11, 1976).

Vasektomie – Methode zur Familienplanung? (Ärztl.Praxis **XXVII**, 35-39, 1975).

P.G.Unna - Zur 125. Wiederkehr seines Geburtstages (z.Haut **50**, 985-994, 1975).

Untersuchungen zur Korrelation morphologischer und biochemischer Meßgrößen im Ejakulat bei verschiedenen ansrologischen Diagnosen (I. Mitt.: Beziehungen zwischen Ejakulatvolumen, Zahl, Motilität und Morpholgie der Spermatozoen unter Berücksichtigung des Lebensalters) (gem.m. Laudahn, Hartmann, Heinze u.Richter) (andrologia **7**, 117-125, 1975).

Immer daran denken: retrograde Ejakulation (Urologe (B) **16**, 108-110, 1976).

Therapie der Induratio penis plastica aus andrologischer Sicht (Urologe (B) **16**, 104-105, 1976).

Gedanken über das Werk von P.G. Unna (Notabene medici **6**, (5) 6-14, 1976).

Allgemeine Grundsätze der Diagnostik andrologischer Störungen (D.Ä.B. **73**, 2437-2441, 1976).

Allgemeine Grundsätze der Therapie andrologischer Störungen (D.Ä.B. **73**, 2515-2520, 1976).

Allgemeine Grundsätze der ärztlichen Kooperation bei der Behandlung der kinderlosen Ehe (D.Ä.B. **73**, 2647-2650, 1976).

Study of the correlation of the morphological and biochemical parameters of human ejaculate in various andrological diagnoses (II. Report: Biochemical values) (gem.m. Laudahn, Hartmann u.Heinze) (andrologia **9**, 95-105, 1977).

Impotentia coeundi – ein Zeitphänomen (Ärztl.Praxis **XXVIII**, 2059, 1976).

Die Sterilisation als Methode der Antikonzeption. Ergebnisse von Beratungsgesprächen bei Wunsch nach Vasektomie (gem.m. Scholz-Jordan) (Münch.med.Wschr. **118**, 899-902, 1976).

Probleme der Sterilisation von Mann und Frau (Editorial) (Münch.med.Wschr. **118**, (7), 1976).

Behinderte Kinder – Herausforderung an Ärzte (Ärztl. Praxis **XXVIII**, 2413, 1976).

Acrosin and trypsin inhibitor activity in the human ejaculate following testosterone treatment in cases of auto-agglutination of spermatozoa (gem.m.Kaukel u.Ketels-Harken) (andrologia **9**, 313-314, 1977).

Paul Gerson Unna. Die Begründung der wissenschaftlichen Dermatologie (Münch.med.Wschr. **42**, 35-38, 1976).

Die Morphologie menschlicher Samenkanälchen bei normaler und gestörter Spermatogenese (gem.m. Holstein) (Urologe (B) **17**, 1-14, 1977).

Untersuchungen zur Akrosin- und Humanspermatrypsininhibitor-Aktivität im menschlichen Sperma I. Beziehungen zur Spermatozoendichte (gem.m. Kraatz) (andrologia **8**, 249-254, 1976).

Frequency of venereal diseases in young people with special reference to sexual education (Euphoria et kakophoria **2**, 32-43, 1975).

Anwendung und Nichtanwendung von Testosteron (Therapiewoche **26**, 6473-6476, 1976).

Gutachten in Vaterschaftsprozessen (Ärztl.Praxis **XXVIII**, 4055, 1976).

Differentialdiagnose des von den Normwerten abweichenden Spermiogramms (F.d.M. **94**, 2036-2038, 1976).

Sterilisation durch Ultraschall (D.Ä.B. **74**, 224, 1977).

Therapeutische Anwendung von Kallikrein bei Patienten mit Motilitätsstörungen der Spermatozoen (gem.m. Schütte) (Z.Haut **52**, 930-934, 1977).

Beobachtungen über das gemeinsame Auftreten von Hodenhochstand und Klinefelter-Syndrom (gem.m. Beierdörffer) (Z.Haut **52**, 804-808, 1977).

Morphological differentiation of human spermatozoa with test-simplet-slides (gem.m. Eckhardt, Jachczik u. Carstensen) (andrologia **9**, 191-192, 1977).

Welt-Lepra-1977. Bericht von der Feierstunde im Forschungsinstitut Borstel am 25.1.1977 (Castellania **5**, 45-52, 1977).

Gedanken zur Weiterbildung im Gebiete der Andrologie für den Niedergelassenen Urologen (Urologe (B) **18**, 1-4, 1978).

Untersuchungen zur Differenzierung der Rundzellen im menschlichen Ejakulat (gem.m. Riedel) (Z.Haut **53**, 255-267, 1978).

Schwester Hannelore oder Frau X (Ärztl.Praxis **XXIX**, 2823, 1977).

Die Bewertung andrologischer Untersuchungsergebnisse in der gynäkologischen Praxis (gem.m. Schütte) (Gyn.Praxis **2**, 653-667, 1978).

Diagnostik und Therapie in der Andrologie. Therapeutische Möglichkeiten in der Andrologie und ihre Bewertung bei der Behandlung einer kinderlosen Ehe (Gyn.Praxis **3**, 115-122, 1979).

Zur sachgemäßen histologischen Aufarbeitung von Hodenbiopsiematerial (gem.m.Schütte) (Urologe (B) **18**, 5-8, 1978).

Haematospermie aus andrologischer Sicht (gem.m.Kiehn) (Urologe (B) **18**, 180-181, 1978).

L-Fucose im Humansperma (gem.m.Nissen, Heinze u.Kreysel) (andrologia **10**, 211-214, 1978).

Fettsäureverteilung in den Neutralfetten des Humanspermas (gem.m.Nissen, Heinze u.Kreysel) (andrologia **10**, 390-392, 1978).

Isolierung und Analytik von Glykolipiden aus Humansperma (gem.m.Nissen, Kreysel u.Heinze) (andrologia **10**, 257-260, 1978).

Der Mann merkt es nur selten. Symptomatik des Climacteriums virile gleicht den Verhältnisen bei der Frau (Ärztl.Praxis **XXX**, 400, 1978).

Doppelblindversuch in der Andrologie unvertretbar (Münch.med.Wschr. **120**, 878-879, 1978).

Andrologische Aspekte des Hypogonadismus (gem.m.Schütte) (Internist **20**, 67-74, 1979).

Gedanken zur Prüfung von Arzneimitteln in der Andrologie (Festschrift zum 50. Geburtstag von G. Haberland). Klinische, hormonale, histologische und chromosomale Untersuchungen beim Klinefelter-Syndrom (gem.m. Grabski, Pusch, Passarge, Held, Bartsch u. Wernicke) (andrologia **11**, 182-196, 1979).

Besonderheiten und Nebenwirkungen bei der Hodenbiopsie (gem.m. Beierdörffer) (andrologia **11**, 311-319, 1979).

Stellung und Aufgaben der Andrologie (Münch.med.Wschr. **120**, 1485-1486, 1978).

Grundsätze einer lokalen Behandlung von Ulcerationen mit einem Blutextrakt (Z.Haut **53**, 651-656, 1978).

Die andrologische Begutachtung vor Gericht zur Beurteilung der Zeugungsfähigkeit des Mannes in Vaterschaftsprozessen (gem.m.Petersen) (Z.Haut **53**, 834-845, 1978).

Changing trends in skin diseases at the University Clinic Hamburg 1935 – 1966 (Acta Dermatovener. **59**, suppl. 85, 153-155, 1979).

Andrologische Untersuchungen bei der Immun-Suppressions-Therapie der chronisch-aggressiven Hepatitis (gem.m. Lange u.Henning) (andrologia **10**, 373-379, 1978).

Plädoyer für Fortpflanzungszentren (Münch.med.Wschr. **120**, 1509-1510, 1978).

Neutral sugar compositions of proteins of human seminal plasma from different andrological diagnoses (gem.m.Nissen, Heinze u.Kreysel) (andrologia **11**, 470-474, 1979).

Das XX-Male-Syndrom aus andrologischer Sicht (gem.m. Pusch, Held u.Grabski) (andrologia **12**, 219-224, 1980).

Diagnostik testikulärer Funktionsstörungen I. Nomenklatur, Basisuntersuchung, Biochemie des Spermas, Immunologie (Notabene medici **9**, 880-884, 1979).

Diagnostik testikulärer Funktionsstörungen II. Hodenhistologie, hormonale Diagnostik (gem.m.Schütte) (Notabene medici **9**, 944-951, 1979).

Fettsäureverteilung der Haarlipide bei Psoriasis vulgaris (gem.m. Stodtmeister, Nissen u.Kreysel) (Arch.Dermatol.Res. **264**, 339-343, 1979).

Pruritus – ein ernstzunehmendes Symptom (gem.m.De Heer) (Mat.med.Nordmark **31**, 261-275, 1979).

Potenzstörungen des Mannes und ihre Behandlung (Phys.med.rehabil. **21**, 12-17, 1980).

Ich habe ein Recht darauf, gesund zu sein (Münch.med.Wschr. **121**, 1472-1473, 1979).

Pathogenese und Therapie der Varikocele (gem.m. Klosterhalfen u.Wagenknecht) (Urologe (A) **18**, 187-192, 1979).

Epidermolysis bullosa hereditaria dystrophica (Hallopeau-Siemens) bei drei Geschwistern unter dem Gesichtspunkt einer genetischen Beratung (gem.m. Stute) (Notabene medici **10**, 46-49, 1980).

Aufsichtspflicht und nachgehende Fürsorge des Arztes – übersehen einer Lues congenitalis (gem.m. Stute) (Münch.med.Wschr. **122**, 939-940, 1980).

Die Abteilung für Andrologie an der Universitäts-Hautklinik Hamburg-Eppendorf (Dermatologie und Kosmetologie **21**, 98-105, 1980).

Statistische Untersuchungen bei andrologischen Patienten. I. Grundhäufigkeit (gem.m. Nebe) (andrologia **12**, 360-372, 1980).

Statistische Untersuchungen bei andrologischen Patienten. II. Befunde an den Genitalorganen (gem.m. Nebe) (andrologia **12**, 417-425, 1980).

Statistische Untersuchungen bei andrologischen Patienten. III. Nikotin und Ejakulatparameter (gem.m. Nebe) (andrologia **12**, 493-502, 1980).

Editorial: Sexualmedizin – integraler Bestandteil der ärztlichen Tätigkeit (Münch.med.Wschr. **122**, 535-536, 1980).

Vasektomie. Pro und Contra (Münch.med.Wschr. **122**, 553-556, 1980).

Hodenatrophie nach Leistenbruchoperation – Fragen der andrologischen Begutachtung im Zusammenhang mit der ärztlichen Aufklärungspflicht über das Risiko von Operationsfolgen (andrologia **13**, 8-15, 1981).

Niels Stensen – ein Pionier der Wissenschaft (Münch.med.Wschr. **123**, 267-270, 1981).

Clinical results obtained with Padutin in the treatment of male fertility disturbances (Int.J.Nephrol.Urol. Andrology (Siena) **1**, 168-172, 1980).

Der Umgang mit andrologischen Patienten – ein psychologisches Problem (Dermatologie und Kosmetologie **21**, 55-60, 1980).

Andrologie – integraler Bestandteil der Reproduktionsmedizin (Hamb.Ärzteblatt **35**, 372-375, 1981).

Basaliom mit lymphogener und hämotogener Metastasierung (gem.m.Schütte) (Arch.klin.exp.dermat. **270**, 299-312, 1981).

Vasektomie – oft zu leichtfertig praktiziert (Ärztl.Praxis **XXXII**, 2735, 1980).

The interdisciplinary cooperation between andrology and ginecology as consideration of the effectivity of treatment (Int.J.and Nephrol. **12**, 181-184, 1980).

Der Mann im „kritischen" Alter (in Gesundheit für alle bis zum Jahre 2000. 149-152. Bundesvereinigung für Gesundheitserziehung, 1981).

Gynäkologisch-andrologische Fertilitätssprechstunde – diagnostische Abklärung und therapeutische Möglichkeiten bei verschiedenen Ursachen einer kinderlosen Ehe an drei Beispielgruppen erörtert (gem.m. Hofmann u. Freundel) (Musik und Medizin **10**/81, 10-21, 1981).

Verlaufsbeobachtung der andrologischen Patienten unter HCG/HMG-Therapie unter besonderer Berücksichtigung des Spermiogramms und der somatischen Entwicklung (gem.m. Heinenberg) (andrologia **13**, 198-206, 1981).

Über die Notwendigkeit der Kontrolle des Operationsergebnisses nach Vasektomie mittels Spermiogramm (gem.m. Kuhlwein) (Urologe (B) **21**, 248-249, 1981).

Ergebnisse nach Vasektomie (gem.m. Kuhlwein) (Z.Haut **56**, 794-803, 1981).

„Was ist normal?" Gedanken zum Begriff des Normalen am Beispiel andrologischer Aspekte (Z.Haut **56**, 1037-1045, 1981).

Andrologische Probleme bei Behinderten – Beitrag zum Jahr der Behinderten (gem.m. Fumey) (Hamb.Ärzteblatt **35**, 262-263, 1981).

Andrologische Befunde bei Turner-Noonan-Syndrom (gem.m. Fumey) (andrologia **14**, 68-76, 1982).

Kallikrein hilft nicht jedem infertilen Mann (Ärztl.Praxis **XXXIII**, 1501-1503, 1981).

Kritische Anmerkungen zur Vasektomie (andrologia **13**, 377-378, 1981).

Schwangerschaften nach Vasektomie und ihre möglichen rechtlichen Konsequenzen für den Operateur (gem.m. Kuhlwein) (andrologia **13**, 359-362, 1981).

Gewalttätigkeit als Mittel zur Lösung von Konflikten – Verlust eines Hodens (Ärztl.Praxis **XXXIII**, 3463, 1981).

Der Arzt als Seelsorger (ärztl.Praxis **XXXIII**, 2081, 1981).

Andrologie. Entwicklung und zukünftige Aspekte einer Spezialdisziplin im Rahmen der Reproduktionsmedizin (Notabene medici **12**, 541-545, 1982).

Akne vulgaris – Überlegungen zur Allgemeintherapie mit Hormonen (Notabene medici **15**, 31-34, 1985).

Therapie von Störungen der Verflüssigung des Ejakulates (andrologia **13**, 590, 1983).

„Er ist zu gut für uns...". Erfahrungen mit der Mitbestimmung im akademischen Bereich (Ärztl.Praxis **XXXIII**, 2940, 1981).

Die Bedeutung der gebundenen Fettsäuren im Humansperma bei Fertilitätsstörungen (gem.m. Nissen u. Kreysel) (andrologia **13**, 444-451, 1981).

Rudolf Kaden zum 65. Geburtstag (Z.Haut **56**, 1478-1479, 1981).

Folgen von Gewalttätigkeiten unter Jugendlichen aus der Sicht des Arztes (Jugendschutz **27**, 50-52, 1982).

Unconjugated 5 alpha-androstan-3 alpha, 17 beta-diol and 5 alpha-androstane-17 beta-diol in normal and pathological human seminal plasma. Comparison with testosterone, 5 alpha-dihydrotestosterone and testosterone-glucosiduronate (gem.m. Kurmava, Tamm u. Volkwein) (andrologia **15**, 141-150, 1983).

Reduzierte Ejakulatmenge – diagnostische Überlegungen und therapeutische Ansatzmöglichkeiten (andrologia **14**, 369-370, 1982).

Jenö Molnar to his 70. birthday (andrologia **14**, 295, 1982).

Morphologische Differenzierung von menschlichen Spermatozoen mittels vorgefertigter Methodik. Vergleichende Untersuchungen (gem.m. Wernicke) (andrologia **14**, 471-480, 1982).

Gewebsentnahme aus dem Nebenhoden zu diagnostischen Zwecken„ (andrologia **14**, 461-462, 1982).

Assessment of fertility in the human male from semen examinations (Bibliography reprod. **40**, 205-210, 307-312, 1982).

Wie raubt man sich eine Kollegenfrau? (Ärztl.Praxis **XXXIV**, 3025, 1982).

Warum morphologische Differenzierung der Spermatozoen? (andrologia **15**, 97-98, 1983).

Motilitätsbestimmung der Spermatozoen (andrologia **14**, 548-550, 1982).

Altersabhängige Befunde in der klinischen Andrologie (Akt.Dermat. **8**, 177-182, 1982).

3 Jahre WPR im UKE – Personalrat nach erster Amtsperiode (Uni HH **13**, 18-19, 1982).

Screening for fra(x)(q) in a population of mentally retarded males (gem.m. Froster-Iskenius, Felsch u. Schwinger) (Human Genetics **63**, 153-167, 1983).

Spermiogramm nach Vasektomie (Hamb.Ärzteblatt **37**, 8-10, 1983).

Zum Problem der extrakorporalen Befruchtung (Z.Haut **58**, 71-72, 1983).

Erfahrungen mit der Vasektomie: Katamnestische Studie über einen Zeitraum von 10 Jahren (Urologe (A) **22**, 29-34, 1983).

Operationsresultate der Epididymo-Vasostomie und der Vasovasostomie (gem.m. Klosterhalfen, Wagenknecht, Becker u.Huland) (Urologe (A) **22**, 25-28, 1983).

Grundfragen bei andrologischen Gutachten vor Gericht – Zeugungsfähigkeit in der Vergangenheit (andrologia **15**, 196-198, 1983).

Erhebungen bei Patienten der Andrologie über die Vasektomie und den Wunsch nach Refertilisierung bei vorheriger Vasektomie (gem.m. Zachej) (Urologe (B) **24**, 13-15, 1984).

Untersuchungen über den Studienerfolg ausländischer Studenten der Medizin und Zahnmedizin anhand der Zulassung und der Deutschprüfung. I. Zulassungen. II Deutschprüfung (gem.m. Schaus u. Herold) (Notabene medici **13**, 833-837, 1983 und **13**, 918-922, 1983).

Zur Geschlechtsrolle und -identität bei kinderlosen Patienten der Andrologie (gem.m. A.C.Matte u. C.Matte) (andrologia **16**, 76-83, 1984).

Zentrum für Reproduktionsmedizin – ein Modell (Ärztl.Praxis **XXXV**, 2783, 1983).

Carl Schirren – Diskussion um seine Auslieferung nach Rußland (Jahrbuch des baltischen Deutschtums **XXXII**, 9-14, 1985).

Medizinische Versorgung auf nordfriesischen Grönlandschiffen anhand der Anweisungen des Christian Erichsen (gem.m. Schulze) (Nordfriesisches Jahrbuch N.F. **20**, 67-75, 1984).

Das Gesicht des Kranken (Z.Haut **59**, 1507-1512, 1984).

Doppelbildung der Harnröhre und Infertilität (gem.m. Britten) (Urologe (B) **24**, 256-258, 1984).

Pille für den Mann? (Ärztl.Praxis **XXXVI**, 1857, 1984).

Zur Problematik der Vasektomie und Refertilisierung bei jungen Männern – ein kasuistischer Beitrag (gem.m. Köster) (Hamb.Ärzteblatt **41**, 158-159, 1987).

Sperma-Zentrifugat bei Azoospermie? (andrologia **16**, 381-384, 1984).

Carl Schirren und Theodor Storm – die Möbius-Briefe (Baltisches Jahrbuch **XXXIII**, 95-101, 1985).

Andrology: Origin and development of a special discipline in medicine (andrologia **17**, 117-125, 1985).

Biochemical and genetic investigation of round-headed spermatozoa in infertile men including two brothers and their father (gem.m. Flörke-Gerloff, Töpfer-Petersen, Müller-Esterl, Mansouri, Scholtz, Schill u. Engel) (andrologia **16**, 187-202, 1984).

Hodenfunktionsschädigungen nach hochdosierter Testosteron-Depot-Therapie zur Behandlung des Hochwuchses bei Heranwachsenden (andrologia **16**, 486-488, 1984).

Mykologische Befunde bei andrologischen Patienten. Statistische Erhebungen in den Jahren 1971-1981 (gem.m. Salomo) (Z.Haut **60**, 165-170, 1985).

Sterilisation des Mannes (Int.Praxis **25**, 112-114, 1985).

Zentrum für Reproduktionsmedizin. I. Erfahrungsbericht (gem.m. Bettendorf, Braendle, Frick-Bruder, Schütte, Sprotte u. Stephan) (Hamb.Ärzteblatt **39**, 333-335, 1985).

XX. Niels-Stensen-Symposium. Rückblick und Ausblick (Dermatologie und Kosmetik **26**, 151-157, 1985).

Arzneibedingte Gynäkomastie (gem.m. Schirren u. Hinz) (andrologia **18**, 104-107, 1986).

Infertilität beim Mann: Manchmal hilft auch ein Prolactin-Hemmer (Ärztl.Praxis **XXXVII**, 1269-1272, 1985).

Dépistage précoce des cellules germinales atypiques dans les biopsies testiculares de patients presentant une oligospermie sévére (gem. m. Schütte) (Contraceptives-fertilité-sexualité **13**, 729-733, 1985).

In Memoriam Rudolf Doepfmer (Z.Haut **60**, 1083-1086, 1985).

Hodenbiopsie gleichzeitig mit Refertilisierung? – Ein leider immer wieder praktiziertes Verfahren (andrologia **17**, 517-518, 1985).

Sterilisation des Mannes (täglich praxis **26**, 511-512, 1985).

Therapeutische Gesichtspunkte in der Andrologie (Dt.Dermatologe **34**, 781-789, 1986).

Verlaufsbeobachtung bei einem Dermatomykosekranken über einen Zeitraum von 25 Jahren (gem.m. Kamp) (Mykosen **29**, 210-220, 1986).

„Kinderwunsch" oft ein Potenzproblem (Ärztl.Praxis **XXXVIII**, 205-208, 1986).

Die andrologische Begutachtung vor Gericht – aktuelle Probleme in der täglichen Praxis (Urologe (A) **25**, 170-173, 1986).

Differenz in den Labordaten zwischen Praxis- und Kliniklaboratorien (andrologia **18**, 332-334, 1986).

Spermiogrammuntersuchung mittels Einsende-Praxis? (andrologia **18**, 435-437, 1986).

Das Dorpater Tagesblatt (1863-1864) (Jahrbuch des baltischen Deutschtums **XXXIV**, 130-131, 1987).

Zur Praxis der Arzneimittelprüfung vor 100 Jahren anhand einer wissenschaftlichen Arbeit aus dem Jahre 1890 (Z.Haut **61**, 1721-1723, 1986).

Unser Hinweis: Unklarer Hoden – Nebenhodenbefund (Z.Haut **61**, 1349-1350, 1986).

Praxis der Einstellung Schwerbehinderter in einem Universitätskrankenhaus (Der Schwerbehinderte im öffentlichen Dienst 1987, 1/2, S.6).

Katamnestische Untersuchung bei kinderlosen Patienten der Abteilung für Andrologie des Universitäts-Krankenhauses Hamburg-Eppendorf (gem.m. Günzl) (andrologia **19**, 342-352, 1987).

Niels Stensen – Forscher, Gelehrter, Theologe. In: Niels Stensen. Glauben und Wissen. Einheit oder Widerspruch? (Herausgegeben von der Katholischen Akademie Hamburg, Band **4**, Hamburg: Katholische Akademie 1986).

Bedenkzeit vor Sterilisation des Mannes (andrologia **19**, 201-202, 1987).

Treating sperm problems and fertility disorders (Medical Times **2**, 2-5, 1987).

Ärztliche Ethik in der Reproduktionsmedizin (Z.Haut **62**, 1501-1502, 1987).

Niels Stensen – Die Suche nach der Wahrheit (In: Schriften der A. Marchionini-Stiftung, Heft **12**, 23-31, 1987).

Zum Wert statistischer Erhebungen anhand von Beispielen aus der Andrologie (gem.m. Plaep u. Greuel) (Dtsch.tierärztl.Wschr. **94**, 455-456, 1987).

Diagnostik und Therapie der Kinderlosigkeit – Das Zentrum für Reproduktionsmedizin als Modell interdisziplinärer Zusammenarbeit (Therapiewoche **37**, 2534-2540, 1987).

Untersuchungen zur Praktikabilität der Laser-Doppler-Spektrometrie in der Andrologie (gem.m. Stoldt u. Fischbach) (andrologia **20**, 44-47, 1988).

Vermehrtes Auftreten von Rundkopfspermatozoen im Ejakulat (gem.m. Juratli) (andrologia **19**, 497-503, 1987).

Partnerschaft und Beruf bei andrologischen Patienten in den Jahren 1972-1981 (gem.m. Ahlhelm) (andrologia **19**, 634-639, 1987).

Praxis ärztlicher Kooperation am Beispiel eines speziellen Berichtbogens (andrologia **19**, 688-690, 1987).

3 Jahre in Vitro-Fertilisation – ein Erfahrungsbericht (gem.m. Lindner, Braendle, Lichtenberg, Bispink u. Bettendorf) (Hamb.Ärzteblatt **41**, 375-381, 1987).

Ärztliche und medizinethische Aspekte der Fortpflanzungsmedizin (In: Vom beginnenden Leben. Ethische, medizinische und rechtliche Aspekte der Gentechnologie und der Fortpflanzungsmedizin von M. Balkenohl u.H.Reis – Hrsg.) (Hildesheim: Bernward Verlag 1987).

Processing of testicular biopsies – fixed in Stieve's solution – for visualization of substance P – and methionine – encephalin – like immune reactivity in Leydig cells (gem.m. Schulze, Davidoff u. Holstein) (andrologia **19**, 419-422, 1987).

Impotenz – die Angst des Mannes in den besten Jahren. Ä.P. – Gespräch: Klimakterium virile (Ärztl.Praxis **XL**, 476-477, 1988).

Zur Geschichte der Andrologie (andrologia **20**, 272-273, 1988).

Imprägnierte Eizellen – ein Objekt für die Forschung? (Z.Haut **63**, 899, 1988).

Reproduktionsmedizin eine Herausforderung – Aufgaben und Grenzen einer neuen Disziplin (Schleswig-Holst. Ärzteblatt **41**, 292-298, 1988).

Geschichte der Dermatologie: „Sulfonamide und Penizilline". Erinnerung an das Erscheinen dieses Buches zugleich im memoriam W.Schönfeld, der vor 100 Jahren geboren wurde (Z.Haut **63**, 890, 1988).

Macrophages lysing seminoma cells in patients with carcinoma-in-situ (cis) of the testes (gem.m. Schütte u.Holstein) (andrologia **20**, 295-303, 1981).

In memoriam W. Müller (Hamb.Ärzteblatt **42**, 337, 1988).

Reproduktionsmedizin. Aufgaben und Grenzen einer neuen Disziplin. Hamburger Modell „Zentrum für Reproduktionsmedizin" (Notabene medici **19**, 61-62, 1989).

Bäume im Park. Erlebnisse mit dem Baumbestand in Eppendorf (zum 100jährigen Jubiläum des UKE).

Katamnestische Erhebungen bei ausländischen andrologischen Patienten der Jahre 1980-1984 (gem.m. Kwoka) (Z.Haut **64**, 411-415, 1989).

Kritische Anmerkungen zur Reproduktionsmedizin – perfekte Technik löst die psychologischen Probleme nicht (Ärztl.Praxis **XLI**, 1645-1646, 1989).

Hodenverlust: Im Sozialrecht unklar (Ärztl.Praxis **XLI**, 713, 1989).

Niels Stensen – Forscher, Gelehrter, Bischof. (In: Religionsunterricht an höheren Schulen **32**, 92-101, 1989).

Das „ungeklärte" Berufsbild des Andrologen – Editorial (F.d.M. **107**, 16/17, 1989).

Hans Rieth 75 Jahre (Notabene medici **19**, 596, 1989).

Katamnestische Erhebungen bei türkischen Gastarbeitern der Abteilung für Andrologie aus den Jahren 1981-1984 (gem.m. Müller-Möhring) (andrologia **22**, 341-346, 1990).

Förderung der Forschung – warum nicht auch privat? (Ärztl.Praxis **XLIII**, Nr. 9, 5, 1991).

Vasektomie – Pro und Contra (T.W. Gynäkologie **3**, 213-218, 1990).

Chronological and structural disorder of the spindleshaped body during human spermatid differentiation (gem.m. Breucker, Holstein u.Schäfer) (Acta Anatomica **137**, 25-30, 1990).

Mehrlingsreduktion mittels Fetocid (Ethik in der Medizin **2**, 42-44, 1990).

Schriftwechsel um eine dermatologische Liquidation aus dem Jahre 1906 (Dt.Dermat. **38**, 1218-1219, 1990).

Entwicklungshilfe einmal anders praktiziert – Das Sacred Heart Hospital in Abeokuta/Nigeria (gem.m. Widhölter) (Hamb.Ärzteblatt **44**, 221-223, 1990).

In-vitro-Fertilisation und Gametentransfer. Neue reproduktionsmedizinische Techniken (Notabene medici **20**, 457-459, 1990).

Empfehlungen der „Deutschen Gesellschaft für Andrologie" und der „Deutschen Gesellschaft zum Studium der Fertilität und Sterilität" für die Förderung der Andrologie in Deutschland (gem.m. Schill) (andrologia **22**, 377-385, 1990).

Warum betreiben Dermatologen Andrologie? (Hautnah **6**, 104-105, 1990).

Medizin – Ethik als Pflichtstudium? (Ärztl.Praxis **43**, 5, 1991).

In memoriam Prof. Dr. Niels Hjorth (Dermatologie und Kosmetik **32**, 4-5, 1991).

Liebe aus dem Lehrbuch (Morgen bitte Lektion 4) (Ärztl.Praxis **XLIII**, 5, 1991).

Im Embryonenschutz: Stellungnahme zum Vorspann der Schriftleitung der in Heft 8/91, Seite 292, Hamb.Ärzteblatt abgedruckten Autorreferate der ad hoc-Kommission (Hamb.Ärzteblatt **XLV**, 373, 1991).

Sexuelles Verhalten andrologischer Patienten (gem.m. Ludwig) (Dt.Dermat. **39**, 1134-1142, 1991).

Künstlerische Arbeiten in Holz von Dr. Carl Schirren, dem ersten Hautarzt in Schleswig-Holstein. Ein Beitrag seines Enkels (Medizin und Kunst **4**, 43-46, 1992).

Andrologische Verlaufsuntersuchungen bei Acne conglobata-Patienten unter Isotretinoin-Therapie (gem.m. Hoting u. Schütte) (F.d.M **110**, 47-52, 1992).

Zeugungsfähigkeit bei einem männlichen Down-Syndrom (Dt.Dermat. **41**, 402-403, 1993).

Presse-Zensur in der Medizin? (Ärztl.Praxis XLV, Nr. **7**, 5, 1993).

Das kinderlose Ehepaar: Berücksichtigung der psychologischen Situation anläßlich der andrologischen Untersuchung (Dermat.Wschr. **178**, 445-448, 1992).

Andrologie ein Stiefkind der Medizin? (T.W. Urologie, Nephrologie **4**, 329-330, 1992).

Kallikrein: Fragwürdige Argumentation des BGA. Ablehnung unter Hinweis auf geringe Schwangerschaftsrate (F.d.M. **111**, 24, 1993).

Medizinische Versorgung auf Walfangschiffen im 18. Jahrhundert anhand eines Chirurgen-Protokolls des Schiffes „Conference-Raad Pretorius„." (Nordfr.Jahrbuch **29**, 313-318, 1993).

Grundzüge der medikamentösen Therapie in der Andrologie. Erfahrungen aus 40 Jahren (F.d.M. **112**, 43, 48, 1994).

Andrologic profile of patients in the Near and Middle East (Arch.of Andrology **31**, 37-41, 1993) (m.Bergeest).

Down-syndrome and male fertility. PCR-derived fingerprinting and andrological investigations (Clin.genet. **46**, 324-326, 1994) (m.Zühlke, Thies, Braulke u.Reis).

Dermatologische Affektionen und Fehlbildungen an den äußeren Geschlechtsorganen bei andrologischen Patienten. Erhebungen aus den Jahren 1980-1984 (Z.Haut **69**, 120-122, 1994 (m.A.u.B.Grimm).

Computer-Stil – eine neue Schreibvariante (Dt.Dermat. **42**, 691-692, 1994).

Kontrazeption auf Seiten des Mannes – Die Vasektomie als Methode der Familienplanung. Pro und Contra (Brandenb.Ärzteblatt **3**, 199-210, 1993).

Andrologie am Scheidewege (Hautnah **10**, 506-513, 1994).

Andrologische Daten einer Untersuchung arabischer Patienten (Dt.Dermat. **43**, 45-51, 1995 (m.Azzazzi).

Die Dokumentation andrologischer Befunde als Grundlage einer vergleichenden Betrachtung von verschiedenen Kollektiven und deren statistische Erfassung (Hautnah **11**, 208-215, 1995).

Pille für den Mann? (Dt.Dermat. **43**, 79-80, 1995).

II. Hand- und Lehrbuchbeiträge, Monographien

Die Sexualhormone (In: Jadassohns Handbuch der Haut- und Geschlechtskrankheiten. Erg.Werk. Band **V/1**, Berlin-Göttingen-Heidelberg: Springer 1962).

Die Untersuchung der Sekrete von Prostata, Bläschendrüsen und Nebenhoden und Hoden, sowie die Bestimmung der Steroide und der Gonadotropine im Urin (gem.m. J.Kimmig). (In: Handbuch der Urologie. Band III. Berlin-Göttingen-Heidelberg: Springer 1960).

Vitamine (In: Dermatologie und Venerologie von H.A. Gottron und W. Schönfeld. Band V/1. Stuttgart: Georg Thieme 1963).

Chemotherapie und antibiotische Therapie der Gonorrhoe (gem.m.J.Kimmig). (In: Jadassohns Handbuch der Haut- und Geschlechtskrankheiten. Erg.Werk Band VI/1. Berlin-Göttingen-Heidelberg: Springer 1964).

Andrologie. (In: Rieckes Lehrbuch der Haut- und Geschlechtskrankheiten. 9. und 10. Auflage. Stuttgart G. Fischer).

Andrologie. (In: Almanach für die Frauenheilkunde von F. von Mikulicz-Radecki. München: J.F. Lehmann 1964).

Gonaden. (In: Lehrbuch der Inneren Medizin von Gross und Jahn (gem.m. Bettendorf). Stuttgart: Schattauer 1966 bis 1993).

Erbkrankheiten der Haut. (In: Handbuch der Kinderheilkunde von H. Opitz und F. Schmid. Band IX, Berlin-Heidelberg-New York: Springer 1968).

Hautveränderungen bei inneren Erkrankungen. (In: Jadassohns Handbuch der Haut- und Geschlechtskrankheiten. Erg.Werk. Band VIII. Berlin-Heidelberg-New York: Springer 1967).

Fertilitätsstörungen des Mannes. (Stuttgart/F.Enke 1961).

Hefepilze bei Mensch und Tier (gem.m.Rieth). (Berlin-Göttingen-Heidelberg: Springer 1963).

Neue Ergebnisse der Andrologie (Herausg.) (Berlin-Göttingen-Heidelberg: Springer 1965).

Hautkrankheiten im Kindesalter in ihrer Bedeutung im Bereich der Schule. (In: Enzyklopädisches Handbuch der Sonderpädagogik von Heese und Wegener. Berlin: Marhold 1966).

Die Fertilität des Mannes – Andrologie. (In: Handbuch der Sexualität des Menschen von H.Giese. Stuttgart: F.Enke 1968 und 1971).

Fortschritte der Andrologie Vol. 1 (Morphological aspects of andrology) (Berlin: Grosse 1971 (Herausg.).

Fortschritte der Fertilitätsforschung I. (Vol. 2 der Fortschritte der Andrologie). Berlin: Grosse 1971 (Herausg.).

Fortschritte der Fertilitätsforschung II. (Vol. 3 der Fortschritte der Andrologie). (Berlin: Grosse 1974 (Herausg.).

Praktische Andrologie. (Berlin: Brüder Hartmann 1971). Practical andrology. (Berlin: Brüder Hartmann 1972).

Andrologia practica. (Editorial Alhambra: Madrid-Barcelona-Bilbao 1972).

Geschlechtskrankheiten. (In: H.Gamm, R.Ruthe (Herausg.), Wörterbuch der Sexualpädagogik, Aussaat-Verlag, 1968).

Einführung in die Andrologie. (Darmstadt: Wissenschaftliche Buchgesellschaft 1977).

Die kinderlose Ehe (gem.m. Freimut Leidenberger, Peter Stoll u.Viola Frick-Bruder). (Köln: Deutscher Ärzteverlag, 1980).

Aetiologie der Fertilitätsstörungen, künstliche Samenübertragung, Adoption. (In: Günter W. Korting (Hrsg.), Dermatologie in Praxis und Klinik. Stuttgart: Georg Thieme, 1981).

Praktische Andrologie, 3. Aufl. (2. Aufl. 1981), (Berlin: Schering, 1987).

Ich habe einen guten Kampf gekämpft. Grabstelen auf dem Friedhof von St. Johannis/Föhr. (Berlin: Grosse, 1983).

Geschichte der Dermatologie in Norddeutschland am Beispiel der Fort- und Weiterbildung vor und nach 1900 (gem.m. Norbert Reinhard). (Berlin: Grosse, 1988).

Briefwechsel Max Klinger – Carl Schirren 1910-1920. (Hamburg: Dr. Krämer Verlag, 1988).

Unerfüllter Kinderwunsch (Hrsg.) (gem.m. Gerhard Bettendorf, Freimut Leidenberger u.Viola Frick-Bruder). (Köln: Deutscher Ärzteverlag, 1989).

Hefepilze als Krankheitserreger bei Mensch und Tier (Hrsg.) (gem.m. Hans Rieth). (Berlin-Göttingen-Heidelberg: Springer 1963).

International workshop of seminal and sperm specific proteins in honour of Prof. Thaddeus Mann (gem.m. G. Aumüller) (Hrsg.). (andrologia supplement 1/1990).

Andrologie. (In: Handbuch der Familien- und Lebensberatung von S. Keil (Hrsg.). (Stuttgart und Berlin: Kreuzverlag, 1975).

Geschlechtskrankheiten. Sonderheft Nr. 34 der Landesarbeitsgemeinschaft zur Bekämpfung der Geschlechtskrankheiten Nordrhein-Westfalen, 1975.

Andrologie für Gynäkologen. (In: Klinik der Frauenheilkunde und Geburtshilfe, Band V). (München-Berlin-Wien: Urban und Schwarzenberg 1977).

Classification of abnormalities in human spermatids based on recent advances in ultra structure research on spermatid differentiation (gem.m. Holstein) (in: The spermatozoon. D.W. Fawcett and J.M. Bedford eds.) Urban and Schwarzenberg Inc. Baltimore-München, 1979).

Diagnostic aspects in andrology. II. Föhringer Symposium (gem.m. Holstein. Hrsg.) (Berlin: Grosse, 1983).

Illustrated pathology of human spermatogenesis (gem.m. Holstein u. Roosen-Runge) (Berlin: Grosse, 1988).

Geschichte der Andrologie in der Dermatologie (In: Standort und Ausblick der deutschsprachigen Dermatologie. Zum 100jährigen Bestehen der Deutschen Dermatologischen Gesellschaft. G. Stüttgen, Hrsg.) (Berlin: Grosse, 1989).

Geschichte der Andrologie in der Dermatologie. (andrologia **21**, Suppl. 1, 1989).

Seminal and sperm-specific proteins. International workshop in honour of Prof. Thaddeus Mann (gem.m. Aumüller, Hrsg.) (andrologia **22**, Suppl. 1, 1990).

Festschrift 40 Jahre Berufsverband der Deutschen Dermatologen (gem.m. Steinmeier) (Medi-A-Derm-Verlag: Hamburg, 1992).

Pulsatile GnRH-Therapie in der Andrologie. III. Föhringer Symposium (Hrsg.) Berlin: Diesbach 1994).

Erkrankungen der Hoden (Andrologie). In: Gross-Schölmerich-Gerok Lehrbuch der Inneren Medizin 8. Aufl. Stuttgart-New York: Schattauer 1995).

Unerfüllter Kinderwunsch. Leitfaden für Diagnostik, Beratung und Therapie in der Praxis. 2. neu bearbeitete Auflage. Köln: Deutscher Ärzteverlag 1995 (m. Leidenberger, Frick-Bruder, Hirsch, Rudolf und Schütte).

Praktische Andrologie. 4. Auflage. Berlin: Diesbach 1995).

Carl Georg Schirren (1923 – 1969)

Vorläufige Mitteilung über eine neue Haut-pH-Meßelektrode. Hautarzt **2**, 316, 1952 (gemeinsam mit W. Kordatzki).

Epididymia erotica. Hautarzt **3**, 82, 1952.

Zur Behandlung von Haemangiomen. Zbl.H.u.G. **78**, 272 (1952).

Zur Frage der Jodempfindlichkeit bei der Dermatitis herpetiformis Duhring. Arch.f.Derm. **195**, 105 (1952) (gemeinsam mit H.W. Spier, U. Dessin und T. Ewinger).

Über eine neue Haut-pH-Meßelektrode. Klin.Wschr. 1952, 840 (gemeinsam mit W. Kordatzki).

Generalisierte Spätmetastasierung eines Melanomalignoms der Aderhaut nach 13 Jahren. Hautarzt **4**, 227, 1953.

Vergleichende pH-Messungen an der Hautoberfläche mit einer Chinhydron- und einer Glaselektrodenkette. Arch.F.Derm. **197**, 73 (1953).

Eine neue Art von Augen-Schutzschalen in der Strahlentherapie. Strahlentherapie **89**, 606 (1953) (gemeinsam mit W. Knierer).

Über die Bedeutung des Strahlenschutzes bei der Röntgennahstrahlung. Hautarzt **4**, 160, 1953.

Über den Entstehungsmechanismus und die experimentelle Erzeugung von Pseudospirochaeten im Blut. Bull. Schweiz. Akad.med.Wiss. **9**, 230 (1953).

Ein Beitrag zur Frage des Spirochaetennachweises bei aetiologisch ungeklärten Krankheiten. Dermatologica **107**, 238 (1953).

Zur Frage der exakten Dosierung in der Hautröntgentherapie. Dermat.Wschr. **127**, 558 (1953).

Die Größe der Rückstreuung bei verschiedener Tiefe des Streukörpers. Strahlentherapie **94**, 161 (1954) (gemeinsam mit F. Wachsmann und K. Heckel).

Über die lipomelanotische Reticulose und ihre Beziehungen zu anderen Lymphknotenerkrankungen. Dermatologica **108**, 319, 1954, (gemeinsam mit U.W. Schnyder).

„So-called Lipomelanotic Reticulosis" of Pautrier-Woringer. Arch. of Derm. **70**, 155 (1954) (gemeinsam mit U.W. Schnyder).

Histologie der Lymphdrüsenveränderungen bei der lipomelanotischen Reticulose. Dermatologica 108, 319 (1954) (gemeinsam mit U.W. Schnyder).

Deutung der Spirochaetenbefunde von Lennhoff. Hautarzt **5**, 457, 1954.

Vegetativer Haut-Gefäß-Tonus bei der Neurodermitis. Münch.Med.Wschr. 187 und 224 (1954) (gemeinsam mit S. Borelli und H.W. Spier).

Gibt es saprophytäre Spirochaeten im Blut? Med.Klin 1954, 823.

Zur Frage der Spirochaetosen von Lennhoff. Schleswig-Holstein. Ärzteblatt 1954, 200; Med.Klin. 1954, 1342.

Untersuchungen über den Haut-pH-Wert unter Gipsverbänden. Klin.Wschr. 1954, 1086 (gemeinsam mit F. Schedel und H. Kolbeck).

Behandlung von Angiomen. Münch.Med.Wschr. 1954, 1338.

Zur Chemie der Hornschicht. Derm.Wschr. 1954, 1158 (gemeinsam mit H.W. Spier und G. Pascher).

Experimentelle Erzeugung von Pseudospirochaeten. Arch.f.Dermat. **200**, 553, (1955). Dermatologica, **107**, No. 4, 1953.

Röntgentherapie von Hautkrankheiten bei Anwendung von Weichstrahlgeräten. In: Fortschritte der praktischen Dermatologie und Venerologie, Bd. 2, 157. Springer-Verlag 1955, Heidelberg.

Zur Behandlung benigner und maligner Hautgeschwülste unter besonderer Berücksichtigung der Strahlentherapie. In: Fortschritte der praktischen Dermatologie und Venerologie, Bd. 2, 168. Springer-Verlag 1955, Heidelberg.

Praktische Hinweise zur Auswahl adaequater Strahlenqualitäten bei der Röntgenbehandlung von Dermatosen. In: Fortschritte der praktischen Dermatologie und Venerologie. Bd. 3, 191. Springer 1960, Berlin-Göttingen-Heidelberg.

Kritische Stellungnahme zur Anwendung radioaktiver Substanzen in der Therapie des praktischen Dermatologen. In: Fortschritte der praktischen Dermatologie und Venerologie. Bd. 4, 259. Springer-Verlag 1962, Heidelberg.

Auswirkungen von Kernwaffenexplosionen auf die Haut. In: Fortschritte der praktischen Dermatologie und Venerologie. Bd. 4, 285. Springer-Verlag 1962, Heidelberg.

Zur Anwendung cytostatischer Substanzen in der Dermatologie. In: Fortschritte der praktischen Dermatologie und Venerologie, Bd. 5. Springer-Verlag 1965, Berlin-Göttingen-Heidelberg.

Über die Bedeutung der Weichstrahlung für die dermatologische Röntgentherapie. I. Mitteilung. Physikalische Grundlagen. Arch.f.Derm.u.Syph. **199**, 228 (1955).

Über die Bedeutung der Weichstrahlung für die dermatologische Röntgentherapie. II. Mitteilung. 2 1/2 jährige praktische Erfahrungen im Umgang mit Weichstrahlengeräten an 2.500 Patienten. Arch.f.Derm.u.Syph. **199**, 578 (1955).

Roentgen Irradiation at a distance using the soft radiation from Beryllium window tubes in treating cases of generalized dermatoses. J.Invest.Derm., **24**, 463 (1955).

Ein Sarcoma idiopathicum multiplex haemorrhagicum (Kaposi) mit Hirnmetastasen. Arch.f.Derm.u.Syph. **201**, 99 (1955) (gemeinsam mit L. Burckhardt).

Sulla roentgenterapie dermatologica. Esperienze con tubi a raggi molli. Dermatologica, **Vol. VI**, Fasc. 7-8, 244 (1955) (gemeinsam mit A. Marchionini).

Su un nuovo metodo di roentgenterapie totale nelle dermatosi generalizzata. Minerva Dermatologica **4**, 663 (1955).

Röntgen-Fernbestrahlung von psoriatrischen Eythrodermien. Z.Haut-u.Geschl.Krkh. **92**, 377 (1955).

Röntgenoberflächentherapie mit berylliumgefensterten Weichstrahlröhren. Fortschr.d.Med. **73**, 375 (1955).

Ist der pH-Wert bei Ekzematikern an der gesamten Hautoberfläche erhöht? Zur Arbeit von R. Schauwecker über die pH-Verhältnisse der nicht befallenen Hautoberfläche bei Ekzematikern. Dermatologica **112**, 225 (1956) (gemeinsam mit H. Pawlowsky).

Über eine Weichstrahlröhre mit einem Spannungsbereich von 10 – 100 kV. Erfordert die Durchführung einer adaequaten Röntgentherapie der Haut Weichstrahlgeräte bis 100 kV?. Hautarzt **7**, 32, 1956.

Über eine beruflich verursachte epidermale Sensibilisierung durch Isonikotinsäurehydrazid. Münch.Med.Wschr. 1956, 159 (gemeinsam mit H.-J. Bandmann).

Tierexperimentelle Untersuchungen zur Frage der Röntgenstrahlenempfindlichkeit von Knochenwachstumszonen. Strahlentherapie **100**, 433 (1956) (gemeinsam mit P. van Caneghem).

Zur elektrometrischen Messung des Oxydo-Reductions-Potentials (O.R.P.) an der Hautoberfläche. I. Mitteilung. Apparatur und Meßtechnik. Arch.klin.exp.Derm. **203**, 223 (1956) (gemeinsam mit P. van Caneghem).

Über eine gefahrlose Röntgenepilation des behaarten Kopfes. Strahlentherapie **101**, 393 (1956).

Close Up Radiation in the Treatment of Extensive Malignant Melanomas. Dtsch.Med.Wschr. 1957, 237 (gemeinsam mit F. Schedel).

Erwägung zur Behandlung großflächiger Melanonmalignome hinsichtlich ihrer Eignung für das Röntgen-Nahbestrahlungsverfahren. Dtsch.Med.Wschr. 1957, 781 (gemeinsam mit F. Schedel).

Weitere Erfahrungen mit der fraktionierten Röntgen-Epilation des behaarten Kopfes. Acta dermat. venerol. (Stockholm), Proc.XI.Internat.Kongr. 1957, Vol. II p. 438.

Röntgenweichstrahltherapie von Melanomalignomen an der Conjunktiva bulbi. Dermatologica **115**, 633 (1957).

Über die Summationsfähigkeit der menschlichen Haarpapille des Kopfhaares gegenüber Röntgenstrahlen. Arch.klin.exp.Derm. **206**, 110 (1957) (gemeinsam mit A. Can).

Zur modernen Hautröntgentherapie. Dermat.Wschr. **139**, 1182 (1958).

Zur Röntgentherapie entzündlicher Dermatosen. Strahlentherapie **107**, 260 (1958).

Die genetische Strahlenbelastung des Patienten bei der Röntgentherapie von Hautkrankheiten. Strahlentherapie **108**, 127 (1959) (gemeinsam mit N. Haumayr und R. Dittmer).

Zum derzeitigen Stand der Strahlenbehandlung von Hautkrebsen. Münch.Med.Wschr. 1959, 1269.

Zum Problem des Strahlenschutzes: Die genetische Strahlenbelastung des Patienten bei der Hautröntgentherapie. Arch.klin.exp.Derm. **211**, 306 (1960) (gemeinsam mit N. Haumayr und R. Dittmar).

Die Röntgen-Fernbestrahlung der Haut – eine neue Ganzbestrahlungsmethode zur Behandlung generalisierter Dermatosen. In: IX. Internat. Congress of Radiology. Stuttgart: Thieme-Verlag, München-Berlin: Urban & Schwarzenberg 1960.

Über das Ausmaß der Strahlengefährdung von Patient und Arzt bei der Röntgenweichstrahltherapie (5-50 kV). In: IX. Internat. Congress of Radiology, Stuttgart: Thieme-Verlag, München-Berlin: Urban & Schwarzenberg 1960.

Gamma-Strahlengefährdung bei äußerlicher Anwendung von Thorium-X. Med.Klin. 1960, S. 7.

Zur Behandlung melanotischer Hauttumoren. Med.Klin. 592 (1960).

Praktische Meßergebnisse des Oxydo-Reduktions-Potentials (O.R.P.) bei verschiedenen Dermatosen. II. Mitteilung. Arch.klin.exp.Dermat. **212**, 153 (1961) (Gemeinsam mit P. van Caneghem).

Ist die Anwendung von Thorium-X-Lack in der dermatologischen Praxis noch vertretbar? Hautarzt **12**, 65, 1961.

Die genetische Strahlenbelastung des Patienten in der Dermato-Röntgentherapie. Arch.klin.exp.Derm. **213**, 32 (1961).

Stellt die Beeinflussung der Quaddelresorptionszeit in der Haut einen nur den Röntgenstrahlen eigenen Effekt dar? Arch.klin.exp.Derm. **214**, 146 (1961) (gemeinsam mit A. Notawakel).

Über den Einfluß der verwendeten Strahlenqualität auf das Ausmaß von Knochenwachstumsschädigungen bei Bestrahlungen von Kükenbeinen im Tarso-Metatarsal-Gelenk. Strahlentherapie **114**, 370 (1961) (gemeinsam mit P. van Canaghem).

Behandlung von Melanomen. Derm.Wschr. **144**, 1065 (1961).

Behandlung von Gefäßgeschwülsten. Derm.Wschr. **144**, 1077 (1961).

Zur Thorium-X-Anwendung in der dermatologischen Praxis. Derm.Wschr. **144**, 1192 (1961).

Ist die zur Erzielung einer temporären Epilation erforderliche Röntgendosis an der Haarpapille bei Verwendung von Weichstrahlqualitäten niedriger als bei härteren Strahlenqualiäten? Hautarzt **12**, 536, 1961.

Über mögliche Folgen der Dauerepilation mit dem Nahbestrahlungsverfahren. Hautarzt **13**, 259, 1962.

Experimentelle Untersuchungen zur Weichstrahldosierung bei Ekzem und Psoriasis. Strahlentherapie **118**, 240 (1962) (gemeinsam mit H. Goldschmidt, S. Yawalkar und L Gruber).

Das Melanom. Hautarzt **13**, 61, 1962.

Strahlenbiologie der Haut. Hautarzt **13**, 62, 1962.

Strahlentherapie von Hautkrankheiten. Hautarzt **13**, 64, 1962.

Vermag die Verabreichung von Histaminase die Keloidbildung nach Verbrennung zu verhindern? Med. Klin. 1963, 98 (gemeinsam mit H. Schröder und J. Mokros).

Zum derzeitigen Stand der dermatologischen Strahlentherapie. Ärztl. Fortbildung 1963, 155.

Indikationsstellung, Qualitätsauswahl von Dosierung bei der Entzündungsbestrahlung von Hautkrankheiten. Hautarzt **14**, 489, 1963.

Strahlentherapie von Praecancerosen der Haut. Hautarzt **14**, 493, 1963.

Zur Entwicklung von Plattenepithelcarcinomen auf dem Boden des Naevus sebaceus (Jadassohn). Hautarzt **14**, 397, 1963. (gemeinsam mit H. Pfirstinger).

Elektronenmikroskopie und Gewebekultur als Hilfsmittel zur Diagnose und Differentialdiagnose von Virusdermatosen. Hautarzt **14**, 447, 1963. (gemeinsam mit Th. Nasemann).

Poikiloderma congenitum Rothmund-Thomson. Hautarzt **14**, 536, 1963 (gemeinsam mit Th. Nasemann).

Radiación a distancia con rayos Röntgen de la piel en el tratiamento de dermatosis malignas generalizadas. Actas Dermo-Sifiliograficas 1963, 193.

Posibilidades y limitaciones de la technica moderna con radiaciones Röntgen de poca penetracion en el cancer de la piel. Revista Clinica Espanola 1963, 244.

Welche Bedeutung kommt der Strahlentherapie in der Dermatologie zu? Verhandlungsbericht XII. Internat. Dermat. Kongreß 9.-15.9.1962 in Washington, I. 608.

Das sog. eosinophile Granulom der Schleimhaut. Arch.klin.exp.Derm. **216**, 402 (1963).

Beitrag zum Eythematodes Kaposi-Irgang. Arch.klin.exp.Derm. **216**, 541 (1963) (gemeinsam mit D. Eggert).

Weitere Untersuchungen über die Verkürzung der Quaddelresoptionszeit in der Haut. Arch.klin.exp.Derm. **217**, 513 (1963) (gemeinsam mit L. Gruber).

Beitrag zur Beeinflussung der amerikanischen Haut- und Schleimhaut-leishmaniose durch Amphotericin B-Infusionen. Hautarzt **14**, 473, 1963. (gemeinsam mit Y. Neuner).

Zum derzeitigen Stand der Stahlentherapie des Melanomalignoms. Hautarzt **14**, 558, 1963.

Radioaktive Substanzen in der Therapie von Hautkrankheiten. Arch.klin.exp.Derm. **219**, 474 (1964).

Die elementare Lokaltherapie bei Hautkrankheiten. Kleintierpraxis, 1963, 217.

Die Akrodermatitis papulosa infantum (Gianotti-Crosti-Syndrom) im differentialdiagnostischen Grenzgebiet von Dermatologie und Pädiatrie. Monatszeitschrift f. Kinderheilkunde 1964, 65 (gemeinsam mit M. Mutter).

Besteht beim Poikiloderma congenitum Rothmund-Thomson eine dem Hartnup-Syndrom entsprechende Aminoacidurie? Hautarzt **15**, 91, 1964 (gemeinsam mit G. Pascher und Th. Nasemann).

Bedeutet die orale bzw. intravenöse Anwendung von 2, 3, 5-Tris-äthylenimino-benzochinon (1,4) einen Fortschritt bei der Behandlung maligner Reticulosen und Granulomatosen der Haut? Münch.Med.Wschr. 1964, 345.

Zytostatica in der Dermatologie. Münch.Med.Wschr. 1964, 345 (gemeinsam mit L. Gruber).

Schlußwort zu der Stellungnahme von H.H. Wagner über unsere in dieser Zeitschrift erschienene Veröffentlichung „Weitere Untersuchungen über die Verkürzung der Qaddelresorptionszeit in der Haut." Arch.klin.exp.Derm. **218**, 643 (1964).

Über den Wert einer zytostatischen Lokalbehandlung von Hautgeschwülsten. Münch.Med.Wschr. 1964, 2101.

Gastrogene Pellagra. Hautarzt **16**, 325, 1965 (gemeinsam mit Y. Neuner).

Aktuelle Probleme der Diagnostik und Therapie bei Gonorrhoe und Syphilis. Münch.Med.Wschr. 1965, 1189.

Vorläufige Erfahrungen mit Antimetaboliten-Therapie von Autoaggressionskrankheiten in der Dermatologie. Münch.Med.Wschr. 1965, 2553.

Aktuelle Probleme der Diagnostik und Therapie von Gonorrhoe und Syphilis. Stellungnahme zu den Ausführungen von O. Dietz und R. Schulze sowie A. Meyer. Münch.Med.Wschr. 1965, 2681.

Beeinflussung des pH-Wertes der Hautoberfläche durch Seifen, Waschmittel und synthetische Detergentien. Hautarzt **17**, 37, 1966 (gemeinsam mit H. Pösl).

Über die Geringe Spreitungsgeschwindigkeit von Hautfett unter physiologischen Versuchsbedingungen. Hautarzt **17**, 224, 1966 (gemeinsam mit W. Kanngiesser und A. Woyton).

Antimetabolitentherapie bei der Dermatomyositis. Arch.klin.exp.Derm. **227**, 371 (1966).

Wird das Erythem bei Thorium-X-Anwendung von Alpha- oder Beta-Strahlen hervorgerufen? Hautarzt **18**, 514, 1967 (gemeinsam mit I. Dogramadjiew und L. Gruber).

Anwendung proteolytischer Enzyme bei der Behandlung metastasierter Melanomalignome? Münch.Med.Wschr. 1966, 1614 (gemeinsam mit Th. Nasemann).

Schlußwort zu der von Max Wolf zu unserer in dieser Zeitschrift 1966, S. 1614 erfolgten Veröffentlichung „Anwendung proteolytischer Enzyme bei der Behandlung metastasierter Melanomalignome?" verfaßten Gegendarstellung. Münch.Med.Wschr. 1966, 2542 (gemeinsam mit Th. Nasemann).

Wirksame Behandlung mit proteolytischen Enzymgemischen bei Viruskrankheiten der Haut? Hautarzt **18**, 33, 1967 (gemeinsam mit Th. Nasemann).

Zur Behandlung von Pigmentnaevi. Münch.Med.Wschr. 1954, 620.

Therapie der Induratio penis plastica. Münch.Med.Wschr. 1954, 1320.

Behandlung von Angiomen. Münch.Med.Wschr. 1954, 1338.

Zum Begriff der Cellulitis. Med.Klinik 1954, 2090.

Operative Entfernung von Pigmentnaevi. Münch.Med.Wschr. 1955, 146.

Zur Ekzemtherapie. Ärztl.Praxis Nr. VII, 40, S. 11 (1955).

Behandlung des Lichen chronicus simplex. Ärztl.Praxis Nr. VII, 42, S. 12 (1955).

Lentiginosis profusa (Behandlung). Münch.Med.Wschr. 1955, 883.

Aussaat von Pigmentnaevi. Münch.Med.Wschr. 1966, 883.

Keloidbehandlung. Med.Klinik 1955.

Therapie der Seborrhoea oleosa. Ärztl.Praxis Nr. VIII, 5, S. 11 (1956).

Milienentfernung. Münch.Med.Wschr. 1956, 347.

Haemangiombehandlung mit radioaktiven Isotopen. Ärztl.Praxis Nr. VIII, 13, S. 11 (1956).

Onychorrhexis. Münch.Med.Wschr. 1956, 905.

Lichturticaria. Ärztl.Praxis IX, 15, 6 (1957).

Radiumanwendung bei der Induratio penis plastica? Münch.Med.Wschr. 1957, 1433.

Induratio penis plastica-Behandlung. Med.Klinik 1957, 1206.

Induratio penis plastica. Münch.Med.Wschr. 1957, 1792.

Nagelpflege bei älteren Menschen. Med.Klinik 1957, 444.

Röntgenschäden nach Induratio penis plastica-Therapie. Med.Klinik 1957.

Zur Therapie des Analekzems. Med.Klinik 1957, 1940.

Zur Röntgentherapie einer rezidivierenden Neurodermitis der Leistengegend. Dtsch.Med.Wschr. 1958, 228.

Zur Behandlung der Bromidrosis. Med.Klinik 1958, 1319.

Behandlungsmethoden bei der Induratio penis plastica. Münch.Med.Wschr. 1958, 857.

Totaler Haarausfall durch E 605-Einwirkung? Med.Klinik 1958, 1283.

Ursache und Therapie der Leukonychia totalis. Med.Klinik 1959, 80.

„Bläschenkrankheit" – Gestaltenwandel oder neue Krankheit. Med.Klinik 1959, 999.

Induratio penis plastica. Münch.Med.Wschr. 1959, 948.

Zur Behandlung von Haarausfall. Münch.Med.Wschr. 1959, 1194.

Therapie der Pityriasis lichenoides et varioliformis acuta. Münch.Med.Wschr. 1959, 1224.

Aetiologie der Parapsoriasis guttata. Münch.Med.Wschr. 1960.

Pityriasis lichenoides chronica. Münch.Med.Wschr. 1960, 657.

Behandlung der universellen Hyperhidrosis. Med.Klinik 1960.

Darf ein Apotheker in seiner Apotheke Heilmittel empfehlen? Dtsch.Med.Wschr. 1960, 2038.

Therapie der Seborrhoea sicca. Med.Klinik 1961, 1235.

Differentialdiagnose: Seborrhoische Warze – Melanomalignom auf dem Boden einer melanotischen Praecancerose. Med.Klinik, Bildbeilage 38, 1961.

Differentialdiagnose: Weiche Zellnaevi – Weiches Fibrom. Med.Klinik, Bildbeilage 39, 1961.

Differentialdiagnose: Keratoakanthom – Spinaliom. Med.Klinik, Bildbeilage 45, 1961.

Differentialdiagnose: Medianes planes Haemangiom – Laterales planes Haemangiom. Med.Klinik, Bildbeilage 46, 1961.

Naevus teleangiektaticus lateralis – Naevus teleangiektaticus medialis. Med.Klinik 48, 1961.

Keratoakanthom – Carcinoma spinocellulare. Med.Klinik 49, 1961.

Ekzemgenese und Nervensystem. Ärztl.Praxis XIV, 1254, 1962.

Beziehungen zwischen Mongolenfleck und Naevus teleangiektaticus medialis? Med.Klinik 1962, 1314.

Handekzem bei Hausfrauen. Ärztl.Praxis XIV, 1254 (1962).

Zur Therapie der Alopecia areata. Münch.Med. Wschr. 1962.

Alopecia areata. Münch.Med.Wschr. 1962, 1230.

Behandlung des Naevus teleangiektaticus. Ärztl.Praxis, 1962.

Behandlung der Balanitis simplex. Ärztl.Praxis XIV, 1574 (1962).

Berufsausübung von Patienten mit Epidermolysis bullosa hereditaria simplex. Med.Klinik 1963.

Klinik und Therapie der Pseudopelade BROCQ. Med.Klinik 1963, 1399.

Hat der Herpes labialis Beziehungen zur Genitalschleimhaut? Med. Klinik 1964, 1039.

Ursache von rotfärbendem Schweiß. Med.Klinik 1964, 284.

Lichen sclerosus et atrophicus im Kindesalter. Med.Klinik 1965.

Hyperkeratosenbildung an den Fußsohlen. Münch.Med.Wschr. 1965, 2210.

Tiefe Trichophytie. Med.Klinik, Bildbeilage 16, 1965.

Eccema herpaticatum. Med. Klinik, Bildbeilage 18, 1965.

Melanotische Praecancerose. Med.Klinik, Bildbeilage 21, 1965.

Naevus teleangiectaticus medialis. Med.Klinik, Bildbeilage 24, 1965.

Granuloma eosinophilicum faciei. Med.Klinik, Bildbeilage 28, 1965.

Basaliom des Unterlides. Med.Klinik, Bildbeilage 31, 1965.

Spitze Kondylome an der Conjunctiva. Med.Klinik, Bildbeilage 33, 1965.

Behandlung der Seborrhoe bei jungen Mädchen. Med.Klinik 1965, 1303.

Zur Behandlung des Haarausfalles. Selection. 1966, 328.

Aplasia cutis congenita circumcripta, Monocytenleukämie (Schillingscher Typ). Melanomalignom auf dem Boden einer melanotischen Praecancerose, Leishmaniose, Zoster brachialis. Bildbericht. Hautarzt 1965 (gemeinsam mit Th. Nasemann).

Verhütung von Sonnenbrand durch Hämostypika. Med.Klinik 1966, 859.

Behandlung der Lues latens seropositiva. Med.Klinik 1966, 1851.

Leukoplakie bei Glossitis interstitialis syphilitica, später übergehend in ein Zungencarcinom, Morbus Recklinghausen, Epidermolysis bullosa hereditaria simplex, Urticaria pigmentosa, eosinophiles Granulom, Leiomyome. Hautarzt 1967, Bildbericht 6 (gemeinsam mit Th. Nasemann).

Erster Bericht über den X. Internationalen Dermatologenkongreß vom 21.-26.7.1952 in London. Hautarzt **3**, 467, 1952.

Zweiter Bericht über den X. Internationalen Dermatologenkongreß vom 21.-26.7.1962 in London. Hautarzt **3**. 559, 1952, Hautarzt **4**, 43, 87, 182, 1953 (gemeinsam mit S. Borelli, H.Götz und H.W. Spier).

XII. Deutscher Dermatologenkongreß in Frankfurt/Main. Hautarzt **5**, 91, 141, 182, 1954.

Bericht über den 36. Kongreß der Schweizerischen Dermatologischen Gesellschaft vom 23./24. Oktober 1954 in Lausanne. Hautarzt **6**, 236, 1955.

Zweiter Bericht über die 23. Deutsche Dermatologentagung vom 23.-27.5.1956 in Wien. Hautarzt **7**, 524, 556, 1956 (gemeinsam m. S. Borelli).

Bericht über den 38. Kongreß der Schweizerischen Dermatologischen Gesellschaft in Bern. Hautarzt **8**, 279, 1957.

Dritter Bericht über den XI. Internationalen Dermatologenkongreß vom 31.7.-6.8.1957 in Stockholm. Hautarzt **9**, 227, 282, 330, 379, 427, 523, 1958 (mit zahlreichen Mitarbeitern).

25. Tagung der Deutschen Dermatologischen Gesellschaft in Gemeinschaft mit der Tagung der Deutschen Gesellschaft für Allergieforschung. Med.Klinik 1960, 1743 (gemeinsam mit C. Schirren).

Bericht über den IX. Internationalen Kongreß für Radiologie vom 23.-30.7.1959 in München. Hautarzt **11**, 276, 1960.

„Der Arzt". Bemerkung über eine von H. Schulten, Köln verfaßte Monographie. Hautarzt **11**, 381, 1960.

„Der Arzt". Qui tacet, consentire videtur. Schleswig-Holst. Ärzteblatt 1961.

Hans Meyer zum 85. Geburtstag. Hautarzt **13**, 335, 1962.

Paul Jordan zum 60. Geburtstag. Hautarzt **13**, 527, 1962 (gemeinsam mit Th. Nasemann).

Der Guido Miescher-Gedächtnistagung zum Geleit! Zum gemeinsamen Kongreß der Deutschen Dermatologengesellschaft und der Schweizerischen Gesellschaft für Dermatologie und Venerologie vom 17.-20.4.1964. Hautarzt **13**, 97, 1963 (gemeinsam mit A. Marchionini und H.-J. Bandmann).

Bericht über das Symposium „Malignes Melanom". Hautarzt **13**, 554, 1963.

In memoriam Alfred Marchionini. Multis ille bonis flebilis occidit. Med.Klinik 1965, 970.

Sebocystomatose, Morbus Pringle, Melanomalignom, Poikiloderma congenitum Thomson, Bildbericht, Hautarzt **19**, 181, 1968 (zusammen mit Th. Nasemann).

Basaliombehandlung. Fragekasten der Münch.Med.Wschr. 1969, 109.

Zur Behandlung von Basaliomen. Schlußwort zu den Erwiderungen von Prof. W. Kreibig. Münch.Med.Wschr. 1969.

Aktuelle venerologische Probleme in der gynäkologischen Praxis. Vortrag auf der 138. Tagung der Mittelrheinischen Ges. für Geburtshilfe und Gynäkologie. (C.G. Schirren und R. Milbradt).

Strahlenbiologische Untersuchungen über die Bedeutung der Protrahierung am Testobjekt der Vicia faba equina. Hautarzt **20** 494, 1969 (zusammen mit M. Rothmann).

Buchbeiträge

Sarcoma idiopathicum haemorrhagicum multiplex Kaposi und Wehrdienstbeschädigung. In: Gutachtensammlung aus dem Gebiet der Versicherungs- und Versorgungsmedizin von O. Hirt. W. Stutz-Verlag 1956.

Röntgenstrahlen. In: Dermatologie und Venerologie von H.A. Gottron und W. Schönfeld (Hrsg.). Stuttgart: G. Thieme 1958.

Die Röntgentherapie gutartiger und bösartiger Geschwülste der Haut. In: Jadassohns Handbuch der Haut- und Geschlechtskrankheiten. Erg. Werk. Band V/2. von A. Marchionini (Hrsg.). Berlin-Göttingen-Heidelberg: Springer 1959.

Totalbestrahlung, Röntgen. Fernbestrahlung der Haut und indirekte Bestrahlungsmethoden zur Beeinflussung von Dermatosen. In: Jadassohns Handbuch der Haut- und Geschlechtskrankheiten. Erg. Werk. Band V/2 von A. Marchionini (Hrsg.). Berlin-Göttingen-Heidelberg: Springer 1959.

Zur Auswahl andaequater Strahlenqualitäten bei der Hautröntgentherapie. In: Strahlenbehandlung und Krebsforschung Band 3. München-Berlin: Urban und Schwarzenberg 1959.

Dermatologie: In: Ärztlicher Almanach 1960/61 (gemeinsam mit A. Marchionini und H.J. Bandmann u. Th. Nasemann). München: Lehmann – unter der gleichen Thematik Beiträge für den Almanach 1962, 1963, 1964/65, 1965/66, 1966/67 und 1968.

Jul Michael Schirren (1933)

Methodische Probleme in der Beurteilung des routinemäßig erstellten weißen Blutbildes (Meth.Inf.Med. **4**, 167-178, 1965).

Die Immunofluoreszenztechnik zum Gonokokkennachweis (gem.m. C.Simon, H. Guntschere, M. Bontemps u. S. Welke) (Münch.med.Wschr. **109**, 856-859, 1967).

Die Indikation zur Strahlenbehandlung als Funktion zwischen Risiko der Therapie und Schwere der Krankheit (gem.m. A.Proppe) (Ästhet.Med. **16**, 257-274, 1967).

Tiefe Trichophytie nach Röntgenbestrahlung (Hautarzt **19**, 363-365, 1968).

Zur Dokumentation und Auswertung andrologischer Befunde (In: G.Griesser u. G.Wagner (Hrsg.): Automatisierung des klinischen Laboratoriums. Stuttgart-New York: Schattauer, 1968).

Chronisch serpiginöse Pyodermien vom Typ des Ekthyma simplex als Berufsdermatose bei einem Schlachter (Z.Haut **44**, 107-112, 1969).

Beitrag zur Therapie des Lichen nitidus (Z.haut **44**, 581-584, 1969).

Erfahrungen über die Behandlung der Urticaria mit Tavegil (Therapiewche **19**, 1680-1682, 1969).

Versuche zur maschinellen Auswertung der Visitendokumentation (In: E.Fritz u. G. Wagner (Hrsg.): Dokumentation des Krankheitsverlaufs. Stuttgart: Schattauer, 1969).

Zur Röntgentherapie des Morbus Bowen an der Vulva (Z.Haut **45**, 297-302, 1970).

Die Scabies (Hautarzt **21**, 170-176, 1970).

A.Proppe u.M. Jainz: Aufbau und Funktion der Datenbank an der Hautklinik der Christian-Albrechts-Universität Kiel. Christiana Albertina, H **9**, 24-27, 1970.

Zur Kasuistik der Scabies norvegica sive crustosa (Hautarzt **21**, 407-413, 1970).

Integrierte Datenverarbeitung in Klinik und Praxis (Dtsch.Ärzteblatt **68**, 301-303, 1971).

Methodenkritische Bemerkungen zu einer andrologischen Gemeinschaftsuntersuchung (Meth.Inf.Med. **10**, 148-155, 1971).

K. Penner: Eine weitere Erkrankung an Mycobacterium marinum sive balnei in Ost-Holstein (Therapiewoche **21**, 2847-2851, 1971.

Das Erfassungsdefizit in der Überwachung des Lupus vulgaris in Schleswig-Holstein (Therapiewoche **21**, 2879-2882, 1971).

Hautschädigungen durch Trichloraetylen (Tri) in einem metallverarbeitenden Betrieb (Berufsdermatosen **19**, 240-254, 1971).

Die Datenbank als Zusammenfassung der verschiedensten diagnostischen Bemühungen (Dtsch.med.J. **22**, 737-740, 1971).

Anamnestische Informationen durch Integration dokumentierter Daten. (In: H.J. Heite (Hrsg.): Anamnese. Stuttgart: Schattauer 1971).

Zum Wandel der Geschlechtsdisposition des Lupus vulgaris (Therapiewoche **23**, 809-811, 1973).

Kritische Bemerkungen zur Erfassung und Auswertung des Spermiogramms (Meth.Inf.Med. **12**, 230-234, 1973).

The Frequency of Paternity with Pathological Sperma (In: III. European Congress on Sterility (Kongreßbericht) S. 71-74, Athen 1974).

Zur Bedeutung der Normwerte des Ejakulats für die Zeugungsfähigkeit (Z.Haut **50**, 97-103, 1975).

Die Nutzungsmöglichkeiten charakteristischer Eigenstrahlungen für eine dermatologische Strahlentherapie (Strahlenther. **150**, 162-183, 1975).

Das Lupusregister in Schleswig-Holstein (In: Dokumentation und Information im Dienste der Gesundheitspflege v. O. Nacke (Hrsg.) S. 153-158 Stuttgart-New York: Schattauer 1976).

Neue technische Möglichkeiten für die dermatologische Strahlentherapie (Z.Haut **51**, 59-63, 1976).

Has the „Spermatogram Nomenclature 1970" proved realistic in the Andrological Practice? (Fortschritte der Andrologie **8**, II. Föhringer Symposium 59-63, Berlin: Grosse, 1983).

Ausrottung der Scabies? (Ärztl.Praxis **23**, 4595, 1971).

Lupus vulgaris: Geschlechtsdisposition (Ärztl.Praxis **25**, 2529, 1973).

Lupusregister (In: Handbuch der medizinischen Dokumentation und Datenverarbeitung v. S. Koller u. G. Wagner (Hrsg.) 1158-1162. Stuttgart-New York: Schattauer 1975).

Fertilitätsstörungen-Diagnostik (In: Dermatologie in Praxis und Klinik v. G.W. Korting (Hrsg.) S. 52.34-52.42. Stuttgart-New York: Thieme 1981).

Tumor-Lokalisations-Schlüssel des deutschsprachigen TNM-Ausschusses (Haut **173**, 185-187. Männliche Genitalorgane 30-33 u. 40-41 (Deutsches Krebsforschungszentrum Heidelberg 1974).

Carl Georg Schirren (1959)
und Hella Schirren geb. Herfs (1965)

Herfs H., Schirren C.G., Przybilla B., Plewig G., Das Baboon-Syndrom – Eine besondere Manifestation einer hämatogenen Kontaktreaktion. Hautarzt **44**: 466-469 (1993).

Schirren H., Messer G., Schirren C.G., Meurer M., Immungenetische Befunde bei Herpes gestationis. Hautarzt **44**: 767-771 (1993).

Messer G., Schirren H., Meurer M., Herpes gestationis: immunologische und immungenetische Aspekte. Hautarzt **44**: 761-766 (1993).

Schirren C.G., Schirren H., Gyzicki-Nienhaus B., Kind P., Extraabdominale Fibromatose. Eine immunhistochemische Analyse. Hautarzt **44**: 789-794 (1993).

Degitz K., Messer G., Schirren H., Classen V., Meurer M., Succesful treatment of erythema induratum Bazin following rapid detection of mycobacterial DNA by polymerase chain reaction. Arch Dermatol **129**: 1619-1620 (1993).

Schirren C.G., Eckert F., Herfs H., Kind P., Glomuszellen von unterschiedlichen Glomustumoren besitzen das gleiche immunhistochemische Profil. Zentralblatt Haut- u. Geschlechtskr. **162** (Supp): 206 (1993).

Herfs H., Schirren C.G., Wolter M., Kind P., Papulöse Elastorrhexis – Eine Variante des Buschke-Ollendorff-Syndroms? Zentralblatt Haut- u. Geschlechtskr. **162** (Supp): 212 (1993).

Schirren H., Plewig G., Periarteriitis nodosa. Herbsttagung der Münchner Dermatologischen Gesellschaft. (Vortrag). (1993).

Herfs H., Das „Baboon-Syndrom". 13. Fortbildungsveranstaltung für angewandte Allergologie. (Vortrag). (1993).

Schirren H., Schirren C.G., Stolz W., Kind P., Plewig G., Papular elastorrhexis – a variant of Buschke-Ollendorff syndrome? Dermatology **189**: 368-372 (1994).

Burkhardt D., Schirren C.G., Schuffenhauer S., Ullmann S., Schirren H., Dyskeratosis congenita bei monozygoten Zwillingen. Hautarzt **45**: 249-255 (1994).

Biedermann T., Schirren C.G., Schirren H., Sander C.A., Kongenitale Onychodysplasie (Iso-Kikuchi-Syndrom). Hautarzt **46**: 53-56 (1995).

Schirren H., Schirren C.G., Schlüpen E.-M., Volkenandt M., Kind P., Exazerbation eines Mobus Hailey-Hailey durch Infektion mit Herpes-simplex-Virus. Nachweis mittels Polymerasekettenreaktion. Hautarzt **46**: 494-497 (1995).

Schirren H., Schirren C.G., Plewig G., Ulzerierende Knoten: Leitsymptom der Periarteriitis nodosa. In: Plewig G., Korting H.C. (Hrsg.), Fortschritte der praktischen Dermatologie und Venerologie, Berlin-Heidelberg-New York, Springer: pp 390-391 (1995).

Sander C., Schirren H., Schirren C.G., Kind P., Kaudewitz P., B-Zellreichès T-Zell-Lymphom der Haut. In: Plewig G., Korting H.C. (Hrsg.), Fortschritte der praktischen Dermatologie und Venerologie, Berlin-Heidelberg-New York Springer: pp 442-443 (1995).